dr. med. ulrich
strunz

77 tipps
für einen
gesunden darm

Originalausgabe

in der Penguin Random House Verlagsgruppe GmbH,
Neumarkter Straße 28, 81673 München
produktsicherheit@penguinrandomhouse.de
(Vorstehende Angaben sind zugleich Pflichtinformationen nach GPSR)

www.heyne.de

6. Auflage
Redaktion: Evelyn Boos-Körner
Bildredaktion: Tanja Zielezniak
Coverdesign: Eisele Grafik-Design, München,
unter Verwendung eines Motivs von Shutterstock/MarcoFood
Layout/Satz: Buch-Werkstatt GmbH, Bad Aibling/Kim Winzen
Druck und Bindung: Pixartprinting, Lavis
Printed in Italy

MIX
Papier | Fördert gute Waldnutzung
FSC® C147178

Penguin Random House Verlagsgruppe FSC®-N001967
ISBN: 978-3-453-60632-6

Dank

Ich danke Dr. Kristina Jacoby für ihre großartige Unterstützung.

Haftungsausschluss

Die Ratschläge in diesem Buch sind sorgfältig erwogen und geprüft. Sie bieten jedoch keinen Ersatz für kompetenten medizinischen Rat. Alle Angaben in diesem Buch erfolgen daher ohne jegliche Gewährleistung oder Garantie seitens des Autors und des Verlages. Eine Haftung des Autors bzw. des Verlages und seiner Beauftragten für Personen-, Sach- und Vermögensschäden ist ausgeschlossen.

Bildnachweis

Buch-Werkstatt GmbH, Bad Aibling: 15, 20, 34, 37 (Kim Winzen)
iStockphoto: 10 (PeopleImages), 46 (fotojuwelier), 78 (rollover), 120 (Juanmonino), 148 (domarko);
Privatarchiv Dr. med. Ulrich Strunz: 9;
Shutterstock.com: Covermotiv (MarcoFood), 19 (ann_isme), 23, 29 (Designua)

dr. med. ulrich
strunz

77 tipps für einen gesunden darm

Unser Superorgan stärken und schützen

Krankheiten wie Morbus Crohn, Neurodermitis, Depressionen und Alzheimer vorbeugen und heilen

HEYNE

Inhalt

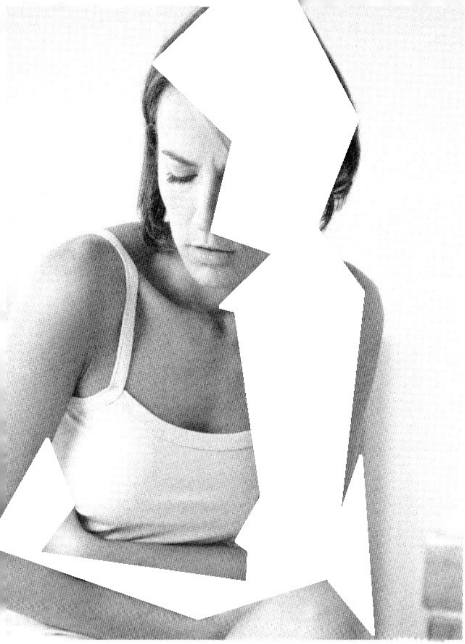

Chronische Erkrankungen beginnen im Darm

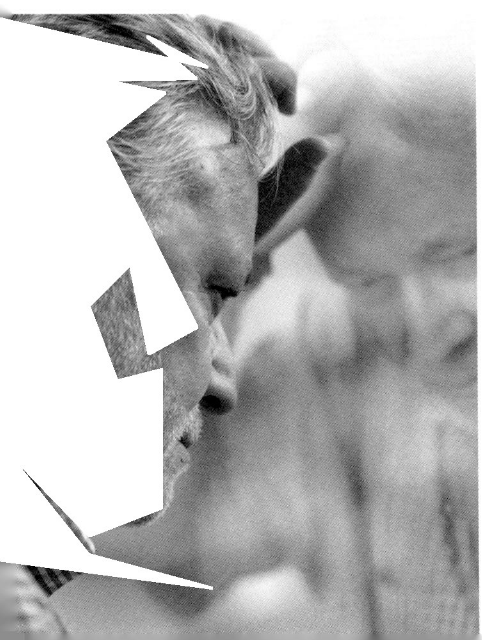

Den Darm heilen

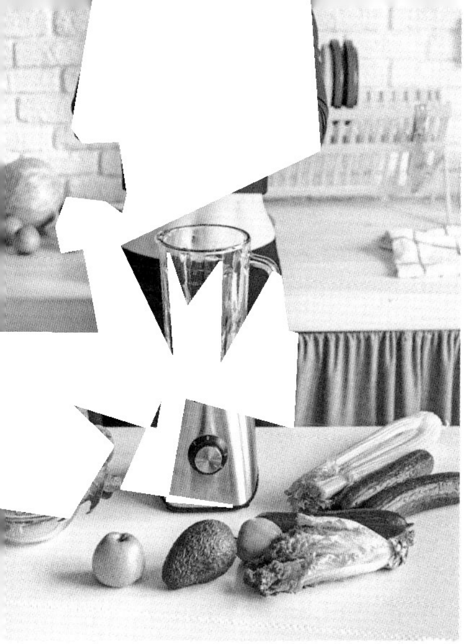

Vorwort

Darmprobleme rücken immer mehr in den Fokus. Nicht nur in der Wissenschaft, fast alle meine Patienten begannen bei ihrer Heilung mit dem Darm. Das ist klug!

Mittlerweile gibt es unzählige wissenschaftliche Studien, die zeigen, dass ein kranker Darm zu vielen chronischen Beschwerden führen kann, zu Depression und ADHS, zu Übergewicht, zu rheumatoider Arthritis und Heuschnupfen, sogar zu Krebs.

Ich zeige Ihnen, wie Sie Darmprobleme aufspüren können. Oft genug habe ich es erlebt, dass Patienten mit Autoimmunerkrankungen oder Fatigue zu mir kamen. Ein wichtiger Grund für ihre Beschwerden lag im Darm. Nur ahnten sie davon gar nichts, weil sie keine Schmerzen oder andere offensichtliche Probleme hatten. Oder sie sahen Abnormalitäten als normal an, wie beispielsweise ein viel zu geringes Stuhlvolumen.

Nur wie heilt man den Darm? Selbst wenn Sie Ihre Ernährung auf eine genetisch korrekte umstellen, passiert oft erst einmal nichts. Das nenne ich Zeitfalle. Da können Monate ins Land gehen. Sehr frustrierend und auch nicht gesund.

Mein Vorgehen ist gezielt naturwissenschaftlich. Nennt sich Molekularmedizin. Es bringt schnell Erfolge. Im vorliegenden Buch zeige ich Ihnen, welche essenziellen Stoffe Ihre Darmschleimhaut und auch Ihr darmeigenes Immunsystem benötigen. Ich erkläre Ihnen, wie Sie diese wichtigen Stoffe in Ihrem Blut messen lassen können und Defizite auffüllen.

Nährstoffe allein erzielen keine Wunder, wenn Sie weiterhin nicht genetisch korrekt leben. Epigenetik wirkt erst, wenn möglichst alle Genschalter auf gesund stehen. Ein gesunder Darm braucht dafür jede Menge Gemüse und die richtige Portion Proteine. Er braucht Entspannung, Schlaf und Bewegung.

Ernährung – Bewegung – Denken, das Rezept zur Heilung.

Der Darm sollte alle interessieren, nicht nur chronisch Kranke. Mit einem gesunden Darm beugen Sie typischen Zivilisationskrankheiten vor. Mit einem gesunden Darm steigern Sie Ihre sportliche Leistungsfähigkeit. Und ein gesunder Darm ist für alle wichtig, die lange und voller Energie leben wollen.

Das ist das Besondere, das Geniale an der Epigenetik. Sie kann alles: Heilung, Prävention, Leistungssteigerung. Welches Medikament kann das? Keines! Mit den richtigen Nährstoffen, der richtigen Ernährung und einigen weiteren richtigen Lebensgewohnheiten schalten Sie Ihre Gene auf gesund. Das ist es, was mich jeden Tag aufs Neue verzaubert.

Tauchen Sie ein in den Zauber, den auch Ihre Gene und Ihr Körper für Sie bereithalten.

Herzlichst, Ihr

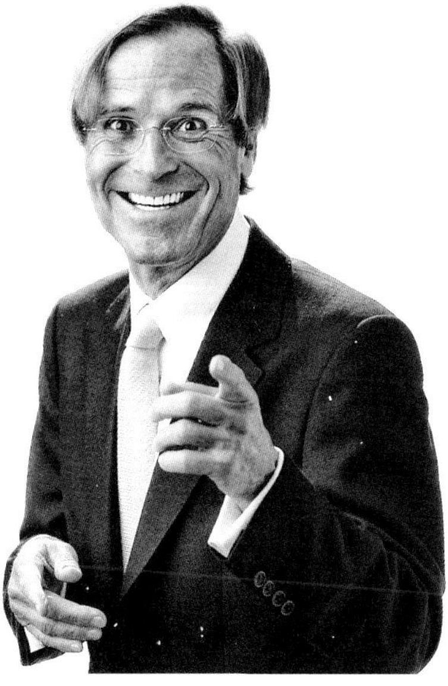

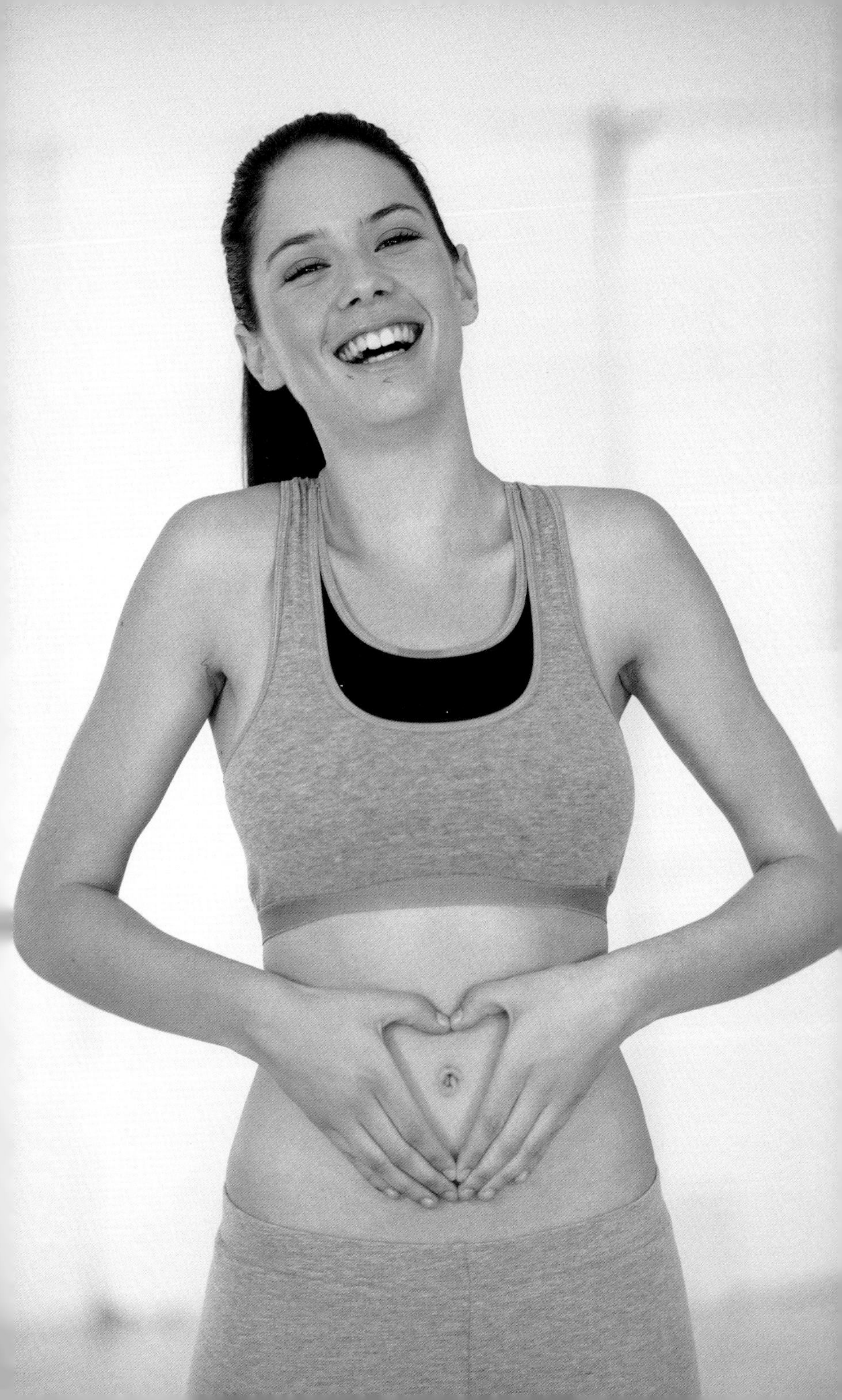

Den Darm kennen

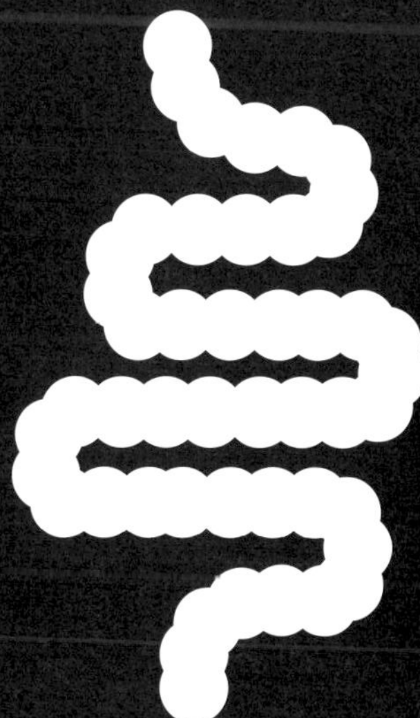

Ihr Darm ist ein Superorgan. Für ein gesundes und langes Leben muss er richtig funktionieren. Was er alles kann und wie Sie spüren, ob mit Ihrem Darm alles in Ordnung ist, erfahren Sie hier.

TIPP **1**

Ihr Darm – das Wichtigste für Ihre Gesundheit

Die Gesundheit Ihres Darms entscheidet über Ihr körperliches und emotionales Wohlbefinden und darüber, ob Sie bis ins hohe Alter gesund bleiben oder früh erkranken.

Lange Zeit wurde der Darm getrennt von anderen Organen und Stoffwechselabläufen betrachtet, dabei beeinflusst er alles! Der Darm ist für die Aufnahme von Nährstoffen verantwortlich, die wiederum für jede einzelne Körperzelle von Bedeutung sind. Der Darm muss Giftstoffe, Allergene und gefährliche Mikroorganismen vor dem Eindringen in den Körper abwehren. Ein gesunder Darm kann das. Ein kranker nicht, er lässt Fremdstoffe in den Körper eindringen. Daraufhin beginnt das Immunsystem, gegen sie zu kämpfen. Es kommt zu chronischen Entzündungsreaktionen.

Chronische Entzündungsreaktionen führen zu nicht übertragbaren Erkrankungen wie Allergien, Rheuma, Akne, Autoimmunerkrankungen, zu Herz-Kreislauf-Erkrankungen, psychischen Problemen, sogar zu Autismus, Krebs und vielem mehr. In der medizinischen Forschung gibt es unzählige Studien, die den Zusammenhang zwischen Darmproblemen – auch unbemerkten –, chronischen Entzündungsreaktionen und nicht übertragbaren Erkrankungen belegen. In vielen Arztpraxen ist dieses Wissen leider noch nicht angekommen.

Warten Sie nicht auf Ihren Arzt oder Ihre Ärztin. Werden Sie aktiv und heilen Sie Ihren Darm.

Sie werden belohnt mit Lebensenergie und einem positiven Körpergefühl.

Pures Glück!

TIPP **2**

Wie sich ein gesunder Darm anfühlt

Bereits am Stuhlgang lässt sich die Darmgesundheit gut abschätzen. Häufigkeit, Größe, Gewicht, Form, Geruch und Konsistenz des Stuhls sind entscheidend. Außerdem sollte es zu keinem Zeitpunkt zu einem Drücken oder Ziehen in der Darmregion kommen.

Häufigkeit

Mindestens einmal täglich sollte man Stuhlgang haben. Kommt es nur jeden zweiten oder dritten Tag zum Stuhlgang, stimmt etwas nicht!

Konsistenz

Der perfekte Stuhl gleitet geschmeidig aus dem After. Er ist fest, aber nicht zu fest. Man muss nicht heftig drücken, damit er herauskommt. Er ist von einem dünnen Schleim umhüllt. Diesen kann man leider nicht sehen, wenn man ein normales Wasserklosett besitzt. Hat man jedoch die Chance, einmal eine alte Toilette mit Flachspülbecken zu nutzen, lohnt sich ein genauerer Blick. Außerdem hinterlässt der perfekte Stuhl keine Spuren auf dem Toilettenpapier.

Form

Idealerweise hat der Stuhl die Form einer dicken Wurst mit glatter Oberfläche. Nicht ganz ideal ist eine Wurst mit rissiger Oberfläche, eine etwas dünnere Wurst oder weiche, glattrandige Klümpchen. Allerdings sind diese Formen noch kein Grund zur Sorge, vor allem wenn sie nur manchmal auftreten.

Einzelne feste Kügelchen oder eine klumpige Wurst sind bereits Anzeichen für chronische Verstopfung. Weiche Klümpchen mit unregelmäßigen Rändern oder breiig-flüssiger Stuhl gilt bereits als Durchfall. Beides ist nicht gesund.

Wollen Sie mehr über die ideale Stuhlform erfahren, suchen Sie im Internet nach der Bristol-Stuhlformen-Skala.

Größe und Gewicht

Gesunder Stuhl ist groß und schwer! Ausgeschieden werden vor allem abgestorbene Bakterien und nicht verwertete Ballaststoffe. Sterben viele Bakterien ab, bilden sich unter normalen Umständen auch viele neue. Das ist gesund. Werden Ballaststoffe ausgeschieden, hat man ausreichend Gemüse und Obst verzehrt. Auch das ist sehr gesund.

In einer Studie wurde festgestellt, dass der tägliche Stuhl vieler Europäer ein Gewicht von 100 bis 150 Gramm aufweist. Bei einem traditionell lebenden Stamm in Uganda war er hingegen viel schwerer! Die Menschen dort scheiden durchschnittlich 470 Gramm Stuhl pro Tag aus.[1] Grund ist ihre Ernährungsweise ohne Fertigprodukte und mit viel frisch zubereitetem Gemüse.

Geruch

Stuhl aus einem gesunden Darm stinkt nicht. Er riecht zwar etwas, aber nicht unangenehm.

Das Gefühl danach

Bei einer idealen Verdauung fühlt man sich nach dem Stuhlgang entleert und sehr wohl. Das Gefühl hält bis kurz vor dem nächsten Stuhlgang an. Selbst nach Mahlzeiten fühlt man sich nicht vollgestopft. Auch unangenehmes Drücken oder Blähungen kommen nicht vor.

TIPP 3

Die Leistung des Darms schätzen

Der Darm vollbringt täglich Höchstleistungen. In ihm werden Nahrungsmittel zerkleinert und verändert. Er sorgt für die gezielte Aufnahme von Nährstoffen, die jede Zelle zum Leben braucht.

Damit der Darm seine täglichen Höchstleistungen absolvieren kann, braucht er Platz. Er ist zwischen fünf und acht Meter lang und liegt in feinen Schlingen gewickelt im Bauchraum. Sein Durchmesser beträgt nur wenige Zentimeter. Allerdings ist dieser gar nicht so leicht zu messen, da sich eine Darmfalte an die nächste schmiegt.

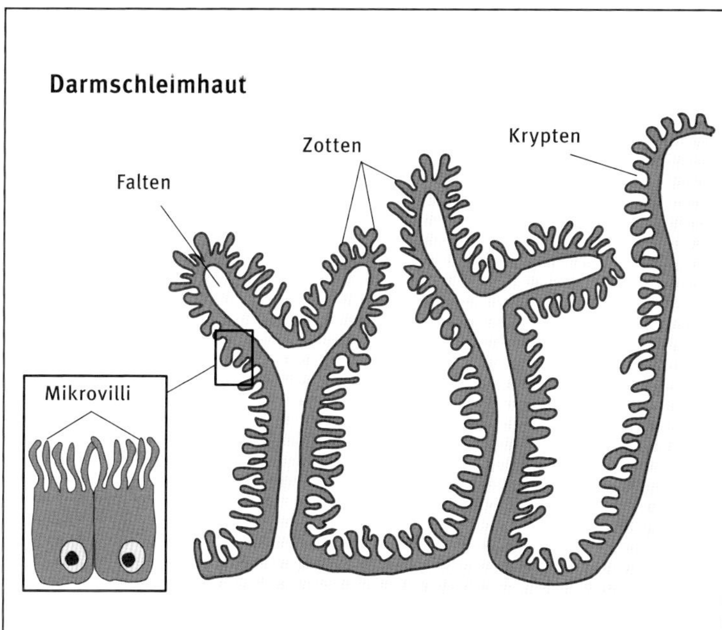

Aufbau der Darmschleimhaut

Ausgeklügelte Oberflächenvergrößerung

Auf den Falten befinden sich Millionen von Zotten und Krypten. Das sind finger- bis blattförmige Erhebungen und Einbuchtungen. Die Zellen der Zotten haben nochmals winzige Fingerchen. Sie heißen offiziell Mikrovilli. Durch Falten, Zotten, Krypten und Fingerchen wird die Oberfläche des Darms extrem erhöht. Das ist wichtig, denn so entsteht mehr Fläche für den Transport von Nährstoffen.

Würde man Falten, Zotten, Krypten und Fingerchen glätten und die gesamte Innenseite des Darms ausbreiten, käme man auf eine Fläche von etwa 400 Quadratmetern.[2] Der Darm – obwohl er im Inneren des Körpers liegt – hat somit die größte Kontaktfläche zur äußeren Welt. Denn Speiseröhre, Magen und Darm ziehen sich wie ein Schlauch durch den gesamten Rumpf. Das Innere des Schlauchs ist im Grunde genommen Teil des Außen. Geschlossen wird er zwar durch Mund und After, er gehört aber trotzdem nicht wie Leber oder Herz zum echten Inneren des Körpers.

Jahrzehntelange Höchstleistung

Der Darm einer 75-jährigen Person hat etwa 30 Tonnen Nahrung und 50.000 Liter Flüssigkeit verarbeitet. Außerdem hat er zahllose Krankheitserreger und Giftstoffe abgewehrt, die natürlicherweise mit der Nahrung aufgenommen werden.

Respekt für den Darm, der eine so zentrale Rolle für Gesundheit, Leistungsfähigkeit und Wohlbefinden spielt!

TIPP 4

Verstehen, was Dünn- und Dickdarm alles können

Die Verdauung beginnt bereits im Mund durch das Zerkauen. Außerdem sind im Speichel Enzyme enthalten, die bestimmte Bestandteile der Nahrung zerkleinern. Weiter geht es durch die Speiseröhre und in den Magen.

Im Magen wird die Nahrung für die weitere Verdauung vorbereitet. Seine Muskulatur zerdrückt Gemüse, Fleisch und anderes Essen, es bildet sich ein Nahrungsbrei. Gleichzeitig töten Magensäfte schädliche Bakterien ab und Enzyme zerkleinern Nahrungsproteine. Kohlenhydrate und Fette passieren den Magen hingegen fast unverändert.

Enzyme für die Verdauung im Dünndarm

Der Dünndarm schließt sich direkt an den Magen an. In ihm sind zahlreiche Enzyme aktiv, sie bestehen aus Proteinen. Enzyme zerkleinern die Nahrung, nur so können die in ihr enthaltenden Nährstoffe aufgenommen werden. Für jede Art der Zerkleinerung gibt es Spezialisten. Es gibt Enzyme, die Vitamine oder Mineralstoffe aus der Nahrung spalten, andere Enzyme zerkleinern Kohlenhydrate, wieder andere zerlegen Proteine in Aminosäuren. Einige Enzyme spalten Fette auf. Für die Verdauung von Fetten kommen außerdem Gallensäure und Sekrete aus der Bauchspeicheldrüse zum Einsatz.

Die innerste Zellschicht des Dünndarms ist die Schleimhaut. Zellen liegen dicht an dicht, fast wie Ziegel in einer gemauerten Wand. Allerdings ist die Wand aktiv, sie kann Nährstoffe aufnehmen und anschließend ans Blut abgeben.

Sobald Nahrung in den Dünndarm gerät, bewegt er sich. Die Darmbewegungen befördern den Nahrungsbrei durch den meterlangen Schlauch und durchmischen ihn. Das ist wichtig, denn nur so kommen immer wieder andere Bestandteile des Breis mit der Darmschleimhaut in Kontakt. Das ist die Voraussetzung dafür, dass Nährstoffe aufgenommen werden können.

Neben dem Nahrungsbrei gelangen ungefähr neun Liter Flüssigkeit pro Tag in den Dünndarm. Der Großteil, etwa sieben Liter, sind Speichel, Magensaft, Galle sowie Sekrete der Bauchspeicheldrüse und des Darms. Nur etwa zwei Liter sind Getränke. Der größte Teil der Flüssigkeit wird über die Dünndarmschleimhaut wieder aufgenommen. In den Dickdarm gelangen nur ungefähr anderthalb Liter Flüssigkeit.

Bakterien, Pilze und Viren im Dickdarm

Der Dickdarm schließt sich an den Dünndarm an. In ihn gelangen die bis dahin unverdauten Nahrungsreste. Über diese machen sich Bakterien, Pilze und Viren her. Sie zählen alle zu den sogenannten Mikroorganismen. Der Dünndarm ist zwar auch mit Mikroorganismen besiedelt, allerdings ist ihr Vorkommen im Dickdarm viel höher.

Wie die Enzyme im Dünndarm sind auch die Mikroorganismen im Dickdarm Spezialisten. Einige lassen Proteine und Aminosäuren verfaulen. Das ist ein ganz normaler, natürlicher Prozess. Andere Mikroorganismen vergären Ballaststoffe. Dabei entstehen wichtige gesundheitsfördernde Moleküle, allen voran kurzkettige Fettsäuren wie Butyrat. Auch Gärung ist somit ein ganz normaler Prozess im Darm.

Wie im Dünndarm gibt es im Dickdarm Einsenkungen (Krypten), damit sich die Oberfläche vergrößert. Zotten (Erhebungen) kommen allerdings nur im Dünndarm vor. Die Oberflächenvergrößerung dient auch im Dickdarm zur besseren Nährstoffaufnahme. Im Dickdarm werden vor allem Elektrolyte wie Natrium-, Kalium-, Calcium-, Magnesium- und Phosphat-Ionen aufgenommen.

Der Dickdarm erfüllt noch eine weitere Aufgabe. Er entzieht dem Nahrungsbrei weiter Feuchtigkeit, damit der Körper möglichst wenig Wasser verliert.

Vom Nahrungsbrei zum Stuhl

Auch im Dickdarm werden die Nahrungsreste mit wellenförmigen Bewegungen transportiert. Etwa 33 bis 42 Stunden nach einer Mahlzeit gelangen die Überreste und weitere Ausscheidungspartikel in den Mastdarm. Ist ein bestimmter Abschnitt des Mastdarms gefüllt, kommt es zum Stuhlgang.

Stuhl besteht zu 75 Prozent aus Wasser und zu 25 Prozent aus festen Bestandteilen. Vor allem handelt es sich um Zellpartikel aus dem Darm, tote Darmbakterien, Calcium, Phosphate, Fette und einen kleinen Teil unverdaulicher Nahrungsreste, vor allem Ballaststoffe.

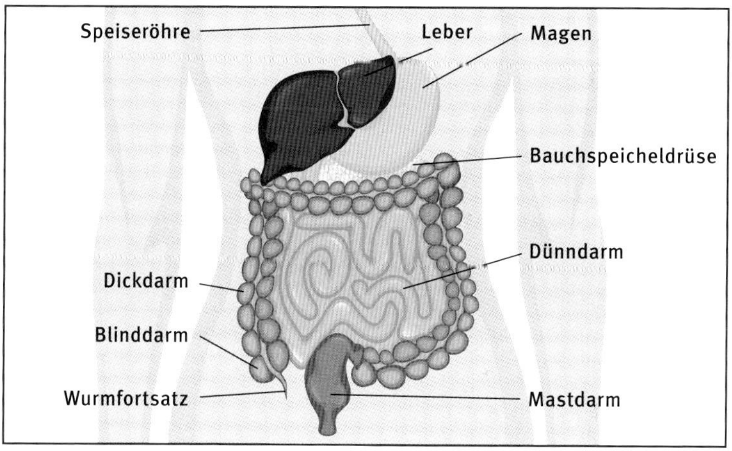

Magen, Dick- und Dünndarm sowie weitere Organe

TIPP 5

Nur mit Verdauungsenzymen funktioniert's

Unzählige Enzyme spalten im Dünndarm Nahrung auf und setzen somit Nährstoffe frei, die daraufhin vom Körper aufgenommen werden können. Enzyme sind ganz anders aufgebaut als Bakterien, Pilze und Viren. Enzyme bestehen aus Aminosäuren. Nach Vorlage der Informationen auf der DNA bildet der Körper sie selbst. Bakterien und Pilze sind hingegen eigenständige Minilebewesen.

Es gibt verschiedene Gruppen von Verdauungsenzymen. Eine Gruppe zerkleinert vor allem Kohlenhydrate, wie sie in kleinen Mengen in Obst und Gemüse vorkommen. Eine andere Gruppe zerkleinert Fette, da der Körper nur kleinere Fettmoleküle aufnehmen kann. Proteine werden ebenfalls von einer speziellen Gruppe von Verdauungsenzymen in einzelne Aminosäuren oder in Stoffe zerlegt, die aus zwei oder drei Aminosäuren bestehen.

Viele Verdauungsenzyme entstehen in der Bauchspeicheldrüse, aber auch in der Darmschleimhaut werden eine Reihe verschiedener Enzyme hergestellt.

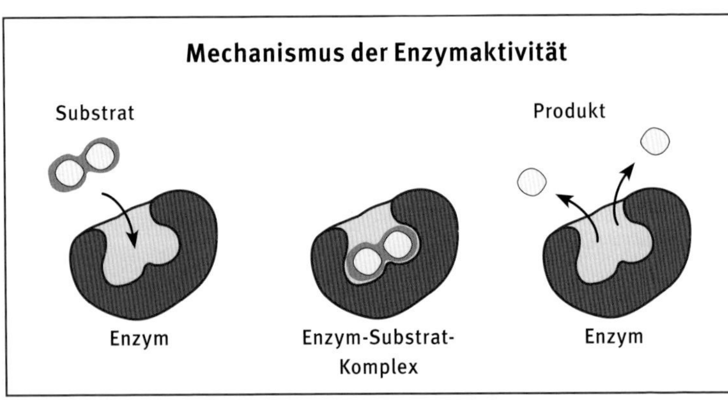

Wie Enzyme arbeiten

Auf die Bauchspeicheldrüse kommt es an

Wie viele Verdauungsenzyme die Bauchspeicheldrüse herstellt, hängt von ihrem Gesundheitszustand ab.

Schaden nimmt sie durch den Konsum von Alkohol und Nikotin. Aber auch Fertiggerichte und Junkfood setzen ihr zu. Zu viele leere Kohlenhydrate wie Zucker oder Weißmehlprodukte schaden ihr ebenfalls. Außerdem benötigt sie Pausen. Wer direkt morgens mit einem Frühstück beginnt und sich durch den Tag snackt, tut seiner Bauchspeicheldrüse nichts Gutes.

Sodbrennen und Reflux können ebenfalls zu Problemen mit der Bauchspeicheldrüse führen. Die ständige Säurebelastung erhöht das Risiko einer Bauchspeicheldrüsenentzündung, einer sogenannten Pankreatitis.[3] Die Einnahme von Magensäureblockern reduziert zwar die Säure, führt aber zu einem weiteren Problem: Da viele Verdauungsenzyme einen bestimmten Säuregrad in ihrer Umgebung benötigen, funktionieren sie nicht mehr richtig, wenn Magensäureblocker eingenommen werden. Die Medikamente machen eine gute Verdauung somit unmöglich. Mehr dazu in Tipp 23.

Der Bauchspeicheldrüse Gutes tun

Wer viel Gemüse und heimisches saures Obst isst, fördert die Gesundheit der Bauchspeicheldrüse. Außerdem sollte auf eine gute Hydratation geachtet werden. Wer zu wenig trinkt, erhöht das Risiko von Bauchspeicheldrüsenproblemen. Oft ist es einfacher, wenn man Flüssigkeit nicht nur über Getränke, sondern vor allem auch in Form von Rohkost zu sich nimmt. Besonders viel Wasser enthalten Gurken, Tomaten und Salat.

Die Aktivität der Bauchspeicheldrüse unterliegt dem tageszeitlichen Rhythmus. Spätabends ist sie nicht mehr so aktiv wie mittags oder am frühen Abend. Die Verdauung funktioniert daher während des Tages besser als am späten Abend.

Für die Herstellung von Verdauungsenzymen wird Zink benötigt. An Zink mangelt es allerdings vielen, das habe ich bei den Auswertungen der Blutuntersuchungen meiner Patienten immer wieder gesehen. Fehlt

Zink, fehlen Verdauungsenzyme. Wichtige Nährstoffe können dann aus der Nahrung nicht mehr gelöst werden. Somit kann Zinkmangel zu einer Reihe weiterer Mängel führen.

Wie allen anderen Organen tut auch der Bauchspeicheldrüse Sport gut. Durch den erhöhten Blutfluss wird sie vermehrt mit Nährstoffen versorgt und Abfallprodukte werden abtransportiert. Sport regt die Neubildung von Zellen an, so auch in der Bauchspeicheldrüse. Das hält sie gesund.

Selbst-Check

Arbeiten meine Verdauungsenzyme richtig?

	j	n
Ich leide regelmäßig an Bauchschmerzen oder Krämpfen.	j	n
Ich habe häufig Blähungen.	j	n
Mein Stuhl ist oft sehr weich oder ich habe Durchfall.	j	n
Mein Stuhl ist lehmartig, klebrig, hellbraun oder voluminös, schaumig oder riecht säuerlich bis scharf. Oder mein Stuhl schwimmt in der Toilette. (Dies sind alles Anzeichen für Fettstuhl.)	j	n
Ich verliere Körpergewicht, ohne zu wissen warum.	j	n

Je häufiger Sie mit Ja geantwortet haben, umso wahrscheinlicher arbeiten Ihre Verdauungsenzyme nicht richtig.

TIPP **6**

Wissen, was Darmbakterien tun

Im Darm leben ungefähr so viele Bakterien, Pilze und Viren, wie es Körperzellen im menschlichen Organismus gibt. Wir bestehen somit zu 50 Prozent aus Zellen und zu 50 Prozent aus Mikroorganismen. Im Gegensatz zu den Körperzellen sind die Mikroorganismen größtenteils eigenständige Lebewesen. Nur die wenigen im Darm existierenden Viren können kein eigenständiges Leben führen. Lange zählte man Bakterien und andere Mikroorganismen zu der Pflanzenwelt, daher stammt auch noch der Name Darmflora. Flora steht für Pflanzenwelt. Heute werden Bakterien als eigenständige Gruppe von Lebewesen angesehen. Daher sollte nicht mehr von Darmflora, sondern von Mikrobiom gesprochen werden.

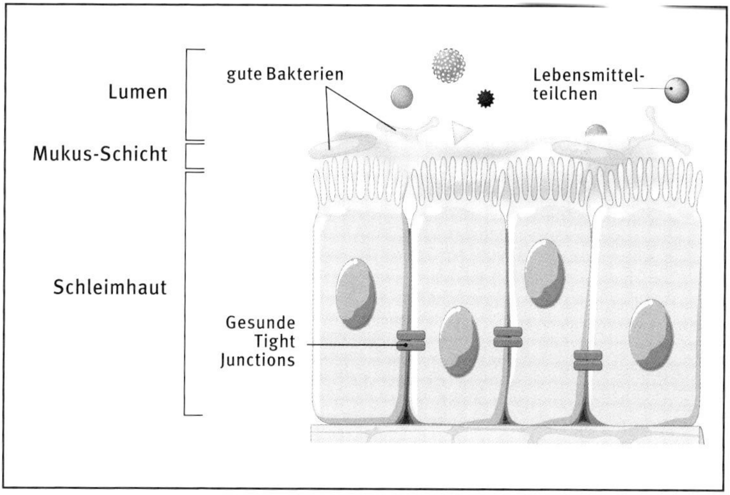

Das Mikrobiom des Darms

Auf die Vielzahl kommt es an

Das Mikrobiom wird oft mit einem Urwald verglichen. Urwälder strotzen vor Artenvielfalt. Jede Art übernimmt ganz bestimmte Funktionen. Genauso sieht ein gesundes Mikrobiom aus. In einem gesunden Darm leben unzählige verschiedene Bakterienarten.

Es sind so viele, dass bei einer Untersuchung der Darmbakterien größtenteils nicht die einzelnen verschiedenen Arten analysiert werden, sondern nur die Ordnungen, zu denen sie gehören. Zum Vergleich, der Mensch gehört zur Ordnung der Primaten. Würde man eine Analyse der Lebewesen der Erde in einer Weise durchführen, wie das Mikrobiom des Darms größtenteils untersucht wird, würden wir Menschen gar nicht aufgelistet. Nur unsere Ordnung, die der Primaten, würde genannt werden.

Allerdings zeigt die Analyse der im Darm vorkommenden Bakterien-Ordnungen bereits, ob sich das Mikrobiom in einer gesunden Balance befindet oder nicht. Kommen einige Ordnungen vermindert, andere aber erhöht vor, stimmt etwas nicht. Das hat negative Auswirkungen auf den gesamten Körper.

Einige bestimmte Bakterienarten sind für die Gesundheit jedoch besonders wichtig. Sie werden bei einer Analyse des Mikrobioms speziell untersucht.

Aufgaben des Mikrobioms

Im Gegensatz zu Enzymen zerkleinern Darmbakterien keine Nahrungspartikel, um Nährstoffe freizusetzen. Stattdessen lassen sie Ballaststoffe und Eiweiße vergären oder verfaulen. Dabei bilden sich neue Nährstoffe wie kurzkettige Fettsäuren und Vitamine.

Die meisten Bakterien vergären Ballaststoffe. Ballaststoffe sind nichts anderes als sehr große Kohlenhydratkomplexe. Sie kommen vor allem in Gemüse, Obst und Nüssen vor. Diese Kohlenhydratkomplexe sind so groß, dass sie nicht von den auf Kohlenhydrate spezialisierten Enzymen im Dünndarm zerkleinert werden können. Sie passieren den ersten Darmabschnitt fast unverändert. Im Dickdarm machen sich dann verschiedene Bakterien über sie her. Dabei entstehen vor allem kurzkettige

Fettsäuren wie Butyrat, Acetat und Propionat. Die kurzkettigen Fettsäuren gelangen in die Blutbahn und verteilen sich im gesamten Körper. Sie sind für die Gesundheit essenziell.

Andere Bakterien stellen die Vitamine Biotin (Vitamin B_7), Folsäure (Vitamin B_9), Riboflavin (Vitamin B_2), Vitamin B_{12} und Vitamin K her. Wobei nicht alle Vitamine in den Körper gelangen. Besonders Vitamin B_{12} benötigen viele Bakterienarten selbst.

Außerdem gibt es Darmbakterien, die verhindern, dass sich krank machende Keime ausbreiten. Sie lassen Darminfektionen somit gar nicht erst entstehen.

Gute Darmbakterien geben Energie, schlechte reduzieren sie

Während der Vergärung von Ballaststoffen durch die Darmbakterien entstehen kurzkettige Fettsäuren. Ein Teil von ihnen wird direkt von den Darmbakterien zur Energieherstellung verwendet. Das trägt zu einer gut funktionierenden und gesunden Darmschleimhaut bei. Ein anderer Teil wird aus dem Darm in den Organismus transportiert. Vor allem Zellen des Nerven- und des Immunsystems nutzen die kurzkettigen Fettsäuren für ihre Energieherstellung. Die vom Mikrobiom hergestellte Energie trägt zu einem erheblichen Teil zur Energieversorgung des gesamten Organismus bei.

Es gibt aber auch Darmbakterien, die zu einem Verlust an Energie führen. Dabei handelt es sich vor allem um solche, die sich über Zucker und Weißmehl hermachen. Wie alle anderen Bakterien leben sie nur wenige Tage. Im Unterschied zu Bakterien, die Ballaststoffe vergären, werden beim Tod dieser Bakterien schädliche Stoffe freigesetzt, sogenannte Lipopolysaccharide. Sie tragen zu chronischen Entzündungsreaktionen im gesamten Organismus bei. Das raubt Energie.

Mikrobiom und Enzyme

Die Vielfalt und die Zusammensetzung der Mikroorganismen im Dickdarm beeinflusst die Enzymtätigkeit im Dünndarm. Gutes Mikrobiom – gut funktionierende Enzyme. Allerdings beeinflussen auch die

Enzyme die Zusammensetzung des Mikrobioms. Daher gilt auch das Gegenteil: gut funktionierende Enzyme – gutes Mikrobiom.

Bakterienvielfalt positiv beeinflussen

Die Qualität und Quantität der Darmbakterien hängen vor allem von den Ess- und weiteren Lebensgewohnheiten ab. Isst man viel Zucker und andere leere Kohlenhydrate wie Weißmehlprodukte oder weißen Reis, vermehren sich vor allem Bakterien, die diese Lebensmittel vergären können. In geringen Mengen werden diese Bakterien in jedem Darm-Ökosystem benötigt. Aber sie dürfen nicht überhandnehmen, da sie gesundheitsfördernde Bakterien verdrängen. Vor allem nimmt die Anzahl der Bakterien ab, die kurzkettige Fettsäuren bilden.

Ein besonders artenreiches Mikrobiom hat man, wenn der Großteil der Ernährung aus Gemüse, Salat, Rohkost und heimischem saurem Obst besteht. Da viele Mikroorganismen auf die Vergärung ganz bestimmter Stoffe spezialisiert sind, nimmt ihre Vielfalt zu, je vielfältiger man isst. Jeden Tag sollte daher ein anderes Gemüse auf dem Teller landen. Essen Sie sich durch das gesamte Angebot Ihres Bioladens bzw. durch den Stand des Biobauern auf Ihrem Wochenmarkt.

Mikroorganismen im Darm reagieren nicht nur auf die Nahrung, die ihnen zur Verfügung steht, sondern auch auf Stress und auf Sport. Unter Stress und Bewegungsmangel nehmen Vielfalt und Qualität der vorkommenden Arten ab. Sport, ausreichender Schlaf und eine entspannte Einstellung zum Leben wirken hingegen positiv.

Selbst-Check

Ist mein Mikrobiom gesund?

	j	n
Tagsüber fehlt mir häufig Energie, um meinen Tätigkeiten nachzugehen.	j	n
Mir ist oft danach, einen Mittagsschlaf zu halten.	j	n
Ich empfinde regelmäßig ein großes Verlangen nach Kaffee.	j	n
Ich kann mich nicht gut konzentrieren.	j	n
Mein Magen-Darm-Trakt schmerzt regelmäßig.	j	n
Ich pupse häufiger als ungefähr 15-mal am Tag.	j	n
Der Großteil meiner Ernährung besteht aus Brot oder Brötchen, Nudeln, Kartoffeln, Kuchen und Süßigkeiten.	j	n
Gemüse esse ich nur in kleinen Mengen oder nur wenige Male pro Woche.	j	n
Ich esse wenig Fett.	j	n

Je häufiger Sie mit Ja geantwortet haben, umso wahrscheinlicher ist Ihr Mikrobiom gestört.

TIPP 7

Dicht muss er sein

Ein gesunder Darm kann gezielt Nährstoffe aufnehmen und Fremdstoffe im Darminneren belassen. Für die Gesundheit ist das sehr wichtig.

Die innerste Schicht der Darmwand, die sogenannte Schleimhaut, besteht aus Zellen, die dicht an dicht liegen. Würden die Zellen nur nebeneinander liegen, gäbe es jedoch Zwischenräume. Das darf nicht sein. Denn dadurch könnten schädliche Stoffe in den Organismus eindringen. Damit das nicht passiert, sind die Zellen der Schleimhaut speziell miteinander verbunden. Die Verbindungsstücke heißen Tight Junctions. Einen deutschen Begriff gibt es nicht. Würde man den Namen aber wörtlich übersetzen, hieße er »dichte Verbindungsstellen«.

Undicht ist ungesund

Leider setzen den Tight Junctions Gluten, Zucker und andere leere Kohlenhydrate, Alkohol, Stress, ein gestörtes Mikrobiom und weitere ungesunde Lebensgewohnheiten zu. Sie verlieren ihre Dichtigkeit. Man spricht dann von einem Leaky Gut, einem durchlässigen Darm. Zwischen den Zellen kommt es zu mikroskopisch kleinen Löchern. Bei einer Darmspiegelung sind sie nicht zu erkennen, aber mit speziellen Blutuntersuchungen kann man Rückschlüsse auf die Dichtigkeit des Darms ziehen. Mehr dazu in Tipp 25.

Ein undichter Darm ist ein Problem. Nahrungspartikel und Darmbakterien, die eigentlich im Darm verbleiben sollten, wandern durch die mikroskopisch kleinen Löcher in den Körper. Außerdem können Krankheitserreger, die normalerweise im Darm abgetötet würden, durch die winzigen Löcher in den Organismus gelangen. Das Immunsystem erkennt diese körperfremden Substanzen und bekämpft sie. Es kommt zu chronischen Entzündungsreaktionen. Halten sie über einen längeren Zeitraum an, können sie chronische Erkrankungen wie

Rheuma, Allergien, Herz-Kreislauf-Beschwerden, Krebs, Demenz und vieles mehr auslösen.

Leaky Gut ist in der Forschung akzeptiert

Auf Wikipedia wird das Leaky-Gut-Syndrom als ein »alternativmedizinisches Konzept« bezeichnet, für das es keine wissenschaftlichen Belege gibt. Das ist nicht korrekt. Die Forschung ist zwar noch recht jung, aber seit 2010 nimmt die Anzahl der Studien kontinuierlich zu. Laut der Internetplattform PubMed für medizinische Veröffentlichungen erschienen allein im Jahr 2021 80 Studien zum Leaky Gut. Viele Wissenschaftler stellen das Leaky-Gut-Syndrom nicht mehr infrage. Viele Hausärzte haben aber wahrscheinlich vom Leaky Gut noch nichts gehört.

Das muss aber nicht viel heißen. Durchschnittlich dauert es 17 Jahre, bis Erkenntnisse aus der medizinischen Forschung in den Arztpraxen ankommen.[4]

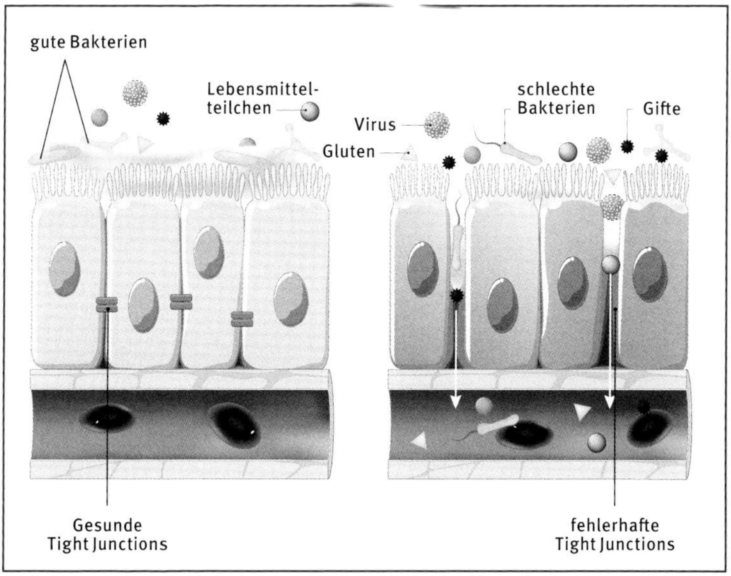

Leaky Gut mit undichten Tight Junctions

Selbst-Check

Leide ich an einem Leaky Gut?

	j	n
Mein Blutbild zeigt Nährstoffmängel. Vor allem mangelt es mir an Eisen, Magnesium, Zink, Selen, Mangan, Vitamin B12 und weiteren B-Vitaminen.	j	n
Ich bin mehrmals im Jahr stark erkältet.	j	n
Ich leide an chronischem Durchfall, Verstopfung oder schmerzenden Blähungen.	j	n
Ich habe häufig Kopfschmerzen.	j	n
Ich habe oft das Gefühl, keinen klaren Gedanken fassen zu können, oder habe Orientierungsschwierigkeiten, Wortfindungsstörungen, bin vergesslich oder fühle mich mental erschöpft.	j	n
Ich leide entweder an Hautausschlägen, Akne, Neurodermitis, Psoriasis oder Rosazea.	j	n
Ich habe eine Autoimmunerkrankung.	j	n
Ich fühle mich häufig sehr erschöpft.	j	n
Ich leide an Depressionen, Angststörungen, Autismus oder ADHS.	j	n

Je häufiger Sie mit Ja geantwortet haben, umso wahrscheinlicher haben Sie einen Leaky Gut.

TIPP 8

Wichtiger Schleim

Die Innenseite des Darms ist von einer dünnen Schleimschicht überzogen. Sie wird auch Mukus genannt. Der feine Film ist sehr wichtig. Er schützt die darunterliegenden Zellen der Darmschleimhaut vor Fremdstoffen und vor Angriffen schädlicher Mikroorganismen. Für gesundheitsfördernde Bakterien dient er zudem als Nahrung. Hergestellt wird der Schleim von speziellen Zellen. Sie heißen Becherzellen und befinden sich in der Darmschleimhaut.

Wenn der Schleim schwindet

Die in unseren Breiten am häufigsten anzutreffende Ernährungsweise, die viel Brot und Brötchen, Süßigkeiten, Nudeln und vor allem Fertiggerichte, aber nur wenig Gemüse und Salat enthält, wirkt sich negativ auf den Mukus aus. Er wird immer dünner, die darunterliegenden Zellen sind nicht mehr geschützt. Fremdstoffe oder gesundheitsschädliche Bakterien greifen daraufhin die Zellen der Darmschleimhaut an. Das Immunsystem reagiert, es kommt zu Entzündungsreaktionen.

Starke Entzündungen tun weh, das merkt man. Weniger starke bleiben manchmal unbemerkt. Der Darm ist trotzdem nicht gesund. Das wirkt sich auf den gesamten Organismus aus. Mangelnder Schleim ist typisch für akute wie chronische Darmentzündungen (Colitis).[5]

Ein besonders wichtiges Darmbakterium

Viele Bakterien interagieren mit dem Mukus. Eines ist aber besonders wichtig: *Akkermansia muciniphila.* Es wurde erst 2004 entdeckt. Ein bis vier Prozent der Darmbakterien eines gesunden Menschen zählen zu dieser Art. Bei Menschen mit chronischen Erkrankungen fehlt es häufig komplett.

Benannt wurde das Bakterium nach seiner Energiequelle. *Muciniphila* bedeutet schleimliebend. Es nimmt den Schleim, mit dem der

Darm ausgekleidet ist, in sich auf. Dadurch wird die Schleimschicht interessanterweise nicht dünner, sondern dicker. Denn dieser Vorgang regt die Becherzellen an, neuen Schleim zu bilden. Die Zellen füttern aber nicht selbstlos die Bakterien. Sie erhalten eine Gegenleistung. *Akkermansia muciniphila* produziert kurzkettige Fettsäuren. Diese nutzen die Becherzellen als Energiequelle. Erhalten sie viel davon, geht es ihnen prächtig. Sie produzieren fleißig neuen Schleim. Das Prinzip heißt in der Wissenschaft Kreuzfütterung. Die Bakterien »fressen« den Schleim, den die Darmzellen herstellen, und die Darmzellen »fressen« die kurzkettigen Fettsäuren, die die Bakterien produzieren.

Schleim gezielt aufbauen

Akkermansia muciniphila und andere Bakterien, die den Mukus positiv beeinflussen, benötigen Ballaststoffe. Ballaststoffe kommen vor allem in Gemüse, Obst, Nüssen sowie Samen vor. Außerdem enthalten pflanzliche Nahrungsmittel Polyphenole. Das sind die Stoffe, die Gemüse und Obst ihre Farben geben. Der Verzehr vieler verschiedener Polyphenole fördert ebenfalls das Vorkommen von *Akkermansia muciniphila.*

PRAXISTIPP !

Die Vermehrung schleimaufbauender Bakterien fördern

Um die Menge der wichtigen *Akkermansia muciniphila*-Bakterien zu erhöhen, eignen sich folgende Lebensmittel besonders gut:

- Blau-, Brom- und Himbeeren,
- Trauben und Äpfel,
- Wal- und Pekannüsse.

Außerdem sollte auf Süßigkeiten, Brot und Brötchen, Nudeln, Pizza und weißen Reis verzichtet werden.

TIPP 9

Die Genialität des darmeigenen Immunsystems erkennen

Die Schleimhaut des Darms muss Fremdstoffe vom Eindringen in den Körper abhalten. Das ist wichtig, denn auf Fremdstoffe reagiert das Immunsystem. Sie muss aber auch Nährstoffe und weitere Substanzen hindurchlassen. Das ist eine schwierige Doppelaufgabe.

Weil Schleimhäute keine kompletten Barrieren darstellen, sind sie potenzielle Türen für Eindringlinge wie Bakterien und Viren. Kein Wunder also, dass die meisten Krankheitserreger über die Schleimhäute in der Nase, im Rachen, in der Lunge oder auch im Darm ihren Weg in das Körperinnere finden. Schleimhäute werden daher vom Immunsystem besonders geschützt.

Der größte Teil des Immunsystems sitzt in der Darmregion

Der Darm ist vollgestopft mit unterschiedlichen Zellen und Botenstoffen des Immunsystems. Abwehr- und Fresszellen befinden sich verteilt in der gesamten Darmwand. Der Mukus, die Schleimschicht, die den Darm auskleidet, enthält ganz bestimmte Antikörper. Außerdem ragt in jede Zotte ein winziges Lymphgefäß. Es gehört zum Lymphsystem, das ist ein wichtiger Bestandteil des Immunsystems. Es durchzieht – wie der Blutkreislauf – den gesamten Körper. Es ist mit Lymphflüssigkeit gefüllt. Sie enthält verschiedene Immunzellen, Antikörper und Botenstoffe. Da das Lymphsystem in der Darmregion besonders stark ausgebildet ist und sich zusätzlich viele weitere Immunzellen direkt in der Darmwand befinden, macht das darmeigene Immunsystem den Großteil der gesamten Körperabwehr aus. Es hat sogar einen eigenen Namen. Im Deutschen spricht man vom darmassoziierten lymphatischen Gewebe. In der Fachliteratur heißt es oft nur GALT, das ist die Abkürzung für *gut-associated lymphoid tissues*, was nichts anderes als die englische Übersetzung der deutschen Bezeichnung ist.

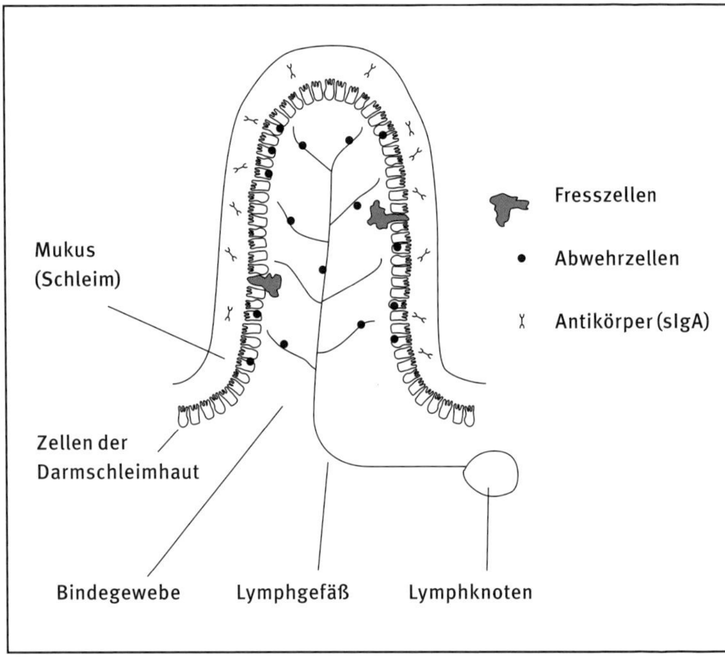

Das darmeigene Immunsystem. Die abgebildeten Bestandteile entsprechen nicht den tatsächlichen Größenverhältnissen.

Immunantwort teilweise abgeschaltet

In einem gesunden Darm ist die Immunantwort auf Nahrungsproteine und Darmbakterien aktiv abgeschaltet. Normalerweise würde das Immunsystem auf Proteinstrukturen reagieren, die es nicht als körpereigen erkennt. Dann würde das Immunsystem beispielsweise die Proteine angreifen, die sich nach dem Verzehr eines Rindersteaks im Darm befinden. Normalerweise würde das Immunsystem auch auf Bakterien reagieren. Dann würde es gegen alle Darmbakterien kämpfen. Das darf nicht sein. Daher lernt das Immunsystem des Darms, welche Bakterien und Proteine für den Körper harmlos sind. Das aktive Abschalten der Immunantwort findet nur im darmeigenen Immunsystem statt, es ist eine Besonderheit.

Falsch geleitete Immunantworten

Chronische Darmerkrankungen wie Zöliakie und Morbus Crohn sind teilweise auf eine falsch geleitete Immunantwort zurückzuführen. Bei Zöliakie greift das Immunsystem Gluten an. Bei Morbus Crohn spielen unter anderem die Fresszellen des Immunsystems verrückt.[6]

Auch Nahrungsmittelallergien sind auf eine falsch geleitete Immunantwort zurückzuführen. Das aktive Abschalten ist gestört. Das Immunsystem reagiert auf Proteine aus Erdnüssen, Milchprodukten, Hühnereiern, Krustentieren oder anderen Lebensmitteln.

TIPP 10

Den Weg der Nährstoffe durchschauen

Nährstoffe müssen gezielt aus dem Darm in den Körper transportiert werden. Gar keine so leichte Aufgabe, denn Verdauungsenzyme, unverdaute Nahrungspartikel und Fremdstoffe sollen im Darm verbleiben. Die Darmwand muss also sortieren können. Sie nimmt gezielt essenzielle Nährstoffe wie Vitamine und bestimmte Aminosäuren auf. Außerdem werden jede Menge nicht essenzielle Stoffe wie sekundäre Pflanzenstoffe, nicht essenzielle Aminosäuren, verschiedenste Fette und vieles mehr resorbiert. Die Nährstoffaufnahme geschieht vor allem im Dünndarm. Im Dickdarm werden dem Verdauungsbrei Wasser und Elektrolyte wie Natrium, Kalium und Chlorid entzogen.

Spezielle Transporter für wasserlösliche Nährstoffe

Kohlenhydrate, wasserlösliche Vitamine, Aminosäuren und Mineralstoffe gelangen mithilfe bestimmter Transporter zunächst in die Zellen der Darmschleimhaut und dann in den Blutkreislauf. Dabei gibt es spezielle Transporter für jeden Stoff. Einige transportieren nur eine einzige Aminosäure oder nur Glucose oder nur Eisen. Andere können dem Darminneren verschiedene ähnlich aufgebaute Stoffe entziehen.

Die Transporter bestehen aus Proteinen. Sie befinden sich in den Membranen der Darmschleimhautzellen.

Fette wandern eigenständig

Fette und fettlösliche Stoffe benötigen keine Transporter. Im Darminneren bilden sich winzige Fettkügelchen. Sie setzen sich aus verschiedenen Fetten und den fettlöslichen Vitaminen A, D, E und K zusammen. Gallensäure trägt entscheidend zur Bildung der Fettkügelchen bei. Da auch die Zellmembranen zum Großteil aus Fettsäuren bestehen, können diese Kügelchen durch die Membran hindurchwandern. Die Kügelchen heißen übrigens Mizellen.

Nur eine Zellschicht bis ins Blut

Nährstoffe wandern aus dem Inneren des Darms in die Zellen der Darmschleimhaut. Auf der anderen Seite verlassen sie die Zellen wieder und gelangen zunächst in einen Zwischenraum. Dieser ist allerdings nicht leer, sondern mit Bindegewebe gefüllt. Dieser Raum ist von winzigen Blut- und Lymphgefäßen durchzogen.

Aminosäuren, Glucose, wasserlösliche Vitamine und Mineralstoffe wandern aus dem Zwischenraum direkt in die Blutkapillaren. Auch kurz- und mittelkettige Fettsäuren dringen direkt ins Blut ein. Anders ist es mit fettlöslichen Vitaminen, Triglyceriden, Cholesterin und Verbindungen, die aus Proteinen und Fetten bestehen. Sie wandern aus dem Zwischenraum zunächst in die Lymphgefäße und von dort aus später ins Blut.

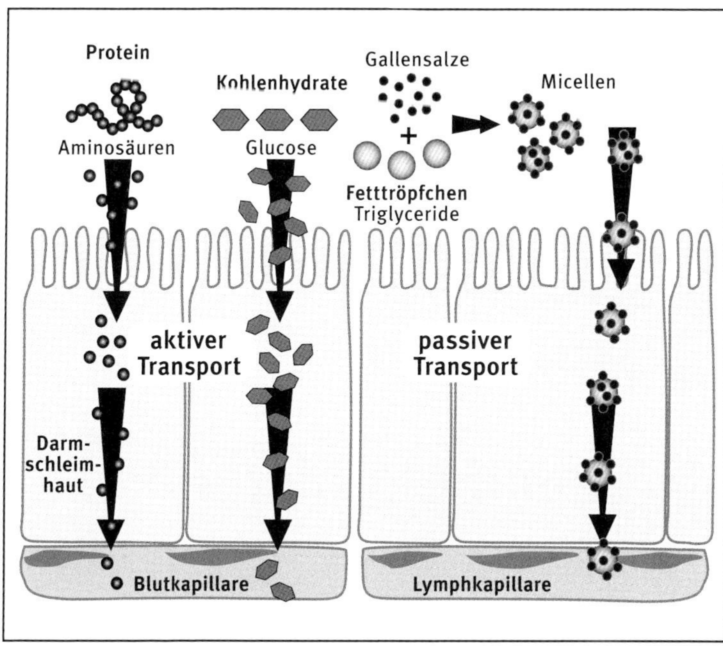

Aktiver und passiver Transport verschiedener Nährstoffe (vereinfachte Darstellung)

PRAXISTIPP

Fett mit Fett

Nehmen Sie Omega-3-Fettsäuren und fettlösliche Vitamine zusammen mit einer fetthaltigen Mahlzeit ein.

Nehmen Sie außerdem alle Omega-3-Kapseln und alle fettlöslichen Vitamine auf einmal ein.

Durch die fettreiche Mahlzeit erhöht sich die Bildung der Mizellen. Sind mehr dieser Fettkügelchen vorhanden, können mehr fettlösliche Vitamine und mehr Omega-3-Fettsäuren aufgenommen werden.

Falls Sie Vitamin D in Tropfenform verwenden, brauchen Sie diese nicht zusammen mit einer fettreichen Mahlzeit einzunehmen, da sie bereits im Mundraum resorbiert werden.

TIPP 11

Bedeutungsvolle Achse zwischen Darm und Gehirn

Wahrscheinlich hat es jeder schon einmal erlebt: Das Gefühl, vor Aufregung nicht essen zu können. Oder Magenschmerzen, Erbrechen und Durchfall vor Angst. Oder ein ungutes Bauchgefühl bei einer Entscheidung. Gleiches gilt natürlich für ein gutes.

Jüngste Forschungen zeigen Erstaunliches

Krankheiten, die lange Zeit als rein psychisch galten, werden heute anders verstanden. Autismus, ADHS, Depressionen und auch Angststörungen gehen meist mit einem kranken Darm einher. Krankheitssymptome lassen nach, wenn sich gesundheitsfördernde Darmbakterien ansiedeln, wenn die Darmschleimhaut wieder dicht ist und Enzyme richtig arbeiten.

Wechselbeziehung über vier Wege

Der Darm und das Gehirn stehen über vier Verbindungswege in Kontakt: über das Immunsystem, über Hormone, über das Nervensystem und über die Verbreitung von Giftstoffen.

Kommunikation über das Immunsystem

Wie der Darm verfügt auch das Gehirn über ein eigenes Immunsystem. Neben den Nervenzellen gibt es im Gehirn sogenannte Mikrogliazellen. Sie sind für den Schutz des Gehirns verantwortlich. Ist der Darm aufgrund einer schlechten Zusammensetzung der Darmbakterien, eines Leaky Gut, fehlenden Mukus, mangelnder Säure oder erhöhtem oxidativen Stress angegriffen, entstehen im darmeigenen Immunsystem vermehrt entzündungsfördernde Botenstoffe. Sie gelangen in den Blutkreislauf und somit bis ins Gehirn. Dort tragen sie zur Entstehung psychischer und neurodegenerativer Erkrankungen bei.

Außerdem gibt es einen Zusammenhang zwischen einem Leaky Gut und einem Leaky Brain, einem undichten Gehirn. Die Blutgefäße im Gehirn sind von speziellen Hüllen umgeben. Sie sollen nur ganz bestimmte Stoffe hineinlassen, damit die empfindlichen Nervenzellen nicht angegriffen werden.

Wer jedoch an einem Leaky Gut leidet, hat ein erhöhtes Risiko, auch ein undichtes Gehirn zu haben, ein Leaky Brain.[7] Gelangen falsche Stoffe ins Gehirn, nehmen chronische Entzündungsreaktionen im Gehirn weiter zu. Entzündungsfördernde Botenstoffe reagieren daraufhin mit Neurotransmittern und verändern sie. Motivation und Stimmung nehmen ab, gleichzeitig kommt es vermehrt zu Ängsten. Außerdem können Schlafprobleme auftreten. Das kann wiederum zu Depressionen, Parkinson und anderen neurologischen Erkrankungen führen.[8]

Schnellverbindung über den Vagusnerv

Millionen von Nervenzellen verbinden den Darm mit dem Gehirn. Die Nerven bündeln sich im Vagusnerv, einem der größten Nervenstränge im menschlichen Körper. Neben der Verbindung mit dem Magen und dem Darm sind seine Ausläufer auch mit anderen Organen verbunden.

Einige Nervenzellen reichen so weit an die Oberfläche der Darmschleimhaut, dass sie mit dem Mikrobiom in Kontakt stehen. Sie sammeln Informationen über die Beschaffenheit des Mikrobioms, der Enzymtätigkeit, der Nährstoffversorgung und vieles mehr und leiten sie an das Gehirn. Daraufhin generiert das Gehirn Signale für den Darm. Durch den Vagusnerv werden sie übermittelt. Das Gehirn steuert die Hormonproduktion im Darm, die Darmbewegungen, es kann auch das Säuremilieu verändern und die Aktivität der Darmschleimhaut.

Neben darmregulatorischen Informationen werden auch emotionale Zustände übermittelt. Schmerzt und drückt der Darm, sinkt meist die Stimmung. Die Verbindung erfolgt aber auch in die andere Richtung. Psychischer Stress und Ängste verändern die Darmbewegungen, das Säuremilieu und das Mikrobiom. Selbst ein Leaky Gut kann durch negative Emotionen entstehen.

Hormon- und Neurotransmitterfabrik im Darm

Im Darm befinden sich mehr als 20 verschiedene Drüsenzellen, die Hormone produzieren. Der Magen-Darm-Trakt ist somit das größte endokrine (hormonbildende) Organ des Körpers. Die gebildeten Hormone werden zunächst an das Blut abgegeben und verteilen sich daraufhin im gesamten Organismus, so auch im Gehirn.

Unter anderem entsteht das Hormon Ghrelin im Darm. Wird es vermehrt gebildet, löst das Hormon im Gehirn ein Hungergefühl aus. Hohe Ghrelinspiegel führen aber auch zu Stressreaktionen. Die Produktion des Stresshormons Cortisol nimmt zu. Ein konstant niedriger Ghrelinspiegel macht hingegen stressresistent und gelassen.[9] Den erreicht man übrigens, wenn man auf Kohlenhydrate verzichtet.

Außerdem entsteht im Darm die Vorstufe des Botenstoffs Serotonin (5-Hydroxytryptophan). Glück kommt somit aus dem Darm, vorausgesetzt, er ist gesund. GABA, ein weiterer Neurotransmitter, wird ebenfalls im Darm gebildet. GABA steht für *G*amma-*A*mino-*B*uttersäure. Der letzte Buchstabe ist ein A, da die Abkürzung aus dem Englischen stammt. Das A steht für acid, was auf Deutsch Säure heißt. GABA wirkt beruhigend und reduziert Angst. Im Darm stellen vor allem Bakterien der Art *Bifidobacterium adolescentis* GABA her.[10] Diese Bakterien leben von Ballaststoffen, die in Gemüse und Obst vorkommen. Gemüse wirkt somit entspannend und reduziert Ängste.

Hormonelle Steuerungen verlaufen aber nicht nur vom Darm zum Gehirn, sondern auch in die andere Richtung. Während Ängsten und Depressionen steigen Cortisol- und Adrenalinspiegel an. Die Stresshormone wirken bis in den Darm und bringen dort die Zusammensetzung der Darmbakterien durcheinander, außerdem nimmt die Barrierefunktion der Darmschleimhaut ab, wodurch es zum Leaky Gut kommen kann.

Giftstoffe sind auch Information

Kommen einige Darmbakterien wie *E. Coli* in zu großen Mengen vor, entsteht zu viel Milchsäure. Das bringt einige Abläufe im Darm durcheinander. Sind zu viele Bakterien der Klasse *Clostridia* im Darm vorhanden, steigt die Konzentration von Ammoniak an. Das ist giftig. Außerdem bilden sich im Darm problematische Stoffe, wenn bestimmte, gesundheitsschädliche Bakterien sterben. Die Stoffe, die dann freigesetzt werden, heißen Lipopolysaccharide, kurz LPS. Wissenschaftler gehen davon aus, dass veränderte Säurekonzentrationen und giftige Substanzen direkt vom Darm in das Gehirn geleitet werden und dort zu Stressreaktionen und Schlafproblemen führen sowie die normale Gehirnfunktionen stören.[11]

Beide Seiten nutzen

Mit viel Gemüse, dem Verzicht auf Kohlenhydrate und vor allem mit natürlichen Lebensmitteln heilt man den Darm. Das wirkt sich positiv auf die Psyche aus. Mit der richtigen Ernährung lassen sich aber meist nicht alle Probleme lösen. Denn die Verbindungen wirken in beide Richtungen. Dauerstress, Angst und Depressionen schädigen den Darm. Daher ist es ebenso wichtig, unbewusste Denkmuster, die zu Angst und Depressionen führen, zu erkennen und zu verändern. Hier helfen Verhaltenstherapien, Coaches, Achtsamkeitstraining und Meditation.

TIPP **12**

Bester Start für Säuglinge

Der menschliche Organismus ist auf die Bakterien, Pilze und Viren im Darm angewiesen. Also muss der Darm eines Säuglings gezielt mit ihnen besiedelt werden. Wo und wie das passiert, wird erst seit Kurzem erforscht.

Lange Zeit ist man davon ausgegangen, dass die Gebärmutter steril ist, dass sich in ihr keine Mikroorganismen befinden. Aber das stimmt nicht. Bereits im Mutterleib kommt das ungeborene Kind in Kontakt mit wichtigen Bakterien und Pilzen. Etwa ab der 14. Schwangerschaftswoche trinkt es in kleinen Schlucken Fruchtwasser und nimmt somit Mikroorganismen auf, die sich im Darm des ungeborenen Kindes ansiedeln.

Der nächste intensive Kontakt mit Mikroorganismen erfolgt während der Geburt, wenn der Säugling den Geburtskanal und die Vagina passiert. Bakterien, Pilze und Viren befinden sich zunächst auf der Haut des Kindes und wandern dann in dessen Darm. Kommt ein Baby per Kaiserschnitt auf die Welt, fällt dieser intensive Kontakt mit Mikroorganismen aus. Das hat negative Auswirkungen auf dessen Mikrobiom.

Muttermilch – der gute Start ins Leben

Für die Ausbildung eines gesunden Darms ist auch das Stillen wichtig. In der Muttermilch sind gesundheitsfördernde Stoffe wie die kurzkettige Fettsäure Butyrat enthalten. Butyrat ist die Hauptenergiequelle der Darmzellen. Dank der Energie können die Zellen bessere Tight Junctions bilden, der Darm ist dicht. Außerdem wirkt Butyrat im Darm entzündungshemmend. Der gesunde Zustand der Darmzellen wirkt sich wiederum positiv auf das Mikrobiom aus.

Darüber hinaus fördert das Stillen die Ansiedelung wichtiger gesundheitsfördernder Mikroorganismen wie Bakterien der Ordnungen *Bifidobacteria*, *Lactobacillus* und *Bacteroides.* Außerdem enthält Muttermilch weitere Stoffe, die Krankheitserreger töten, die den Stoffwechsel ankurbeln und die Bildung des Bindungshormons Oxytocin fördern.

Babys, die nicht gestillt werden, sondern Milchpulver erhalten, weisen zu viele gesundheitsschädliche Bakterien der Art *Clostridium difficile* (bis August 2016; dann Namensänderung in: *Clostridioides difficile*) auf. Das wurde in Untersuchungen festgestellt.

Nicht nur die Milch macht's

Neben dem Stillen wirken sich weitere Faktoren auf die Zusammensetzung des Mikrobiom aus. Dazu zählen psychischer Stress, Infektionskrankheiten, Antibiotikabehandlung und der Kontakt mit weiteren Mikroorganismen über die Ernährung oder die Umgebung.[12]

Autismus-Gefahr aus der Flasche

In einer Studie in Kanada wurde festgestellt, dass Kinder, die zwölf Monate oder länger gestillt wurden, sechsmal seltener an Autismus erkranken. Jedoch wirken sich nicht nur die Bestandteile der Milch auf das Autismus-Risiko aus, sondern auch die Art, wie Säuglinge die Milch erhalten. Werden sie normal gestillt, ist das Risiko am geringsten. Erhalten sie abgepumpte Muttermilch aus der Flasche, steigt das Risiko bereits. Wahrscheinlich spielt die körperliche Nähe, die während des Stillens entsteht, eine wichtige Rolle, so die Wissenschaftler.[13]

Trotz schlechten Starts gesund

Zwar ist das Risiko, später im Leben an Allergien, chronischen Darmerkrankungen oder Diabetes Typ 1 zu erkranken, für Säuglinge höher, die nicht gestillt wurden oder per Kaiserschnitt auf die Welt kamen, aber der suboptimale Start kann ausgeglichen werden. Besonders wichtig ist eine natürliche Ernährung. Am besten püriert man Selbstgekochtes. Doch auch ausgewählte Fertig-Babynahrung ist okay. Sie sollte ein Biosiegel tragen und keine Kohlenhydrate in Form von Nudeln oder zugesetztem Zucker enthalten. Auch bei einem zu hohen Anteil an Gries sollte man vorsichtig sein. Alle Produkte mit Früchten sind zu meiden, sie enthalten zu viel Fructose, auch das ist nicht gesund. Auf Fertig-

Milchreis sollte ebenfalls verzichtet werden. Fruchtpüree in Beuteln, sogenannte Quetschies, sollten auf jeden Fall vermieden werden. Auch wenn ihnen kein zusätzlicher Zucker zugesetzt wird, enthalten sie viel zu viel Fructose.

PRAXISTIPP

Probiotika fürs Baby

Falls es Ihnen unmöglich ist, Ihr Kind zu stillen oder es per Kaiserschnitt auf die Welt gekommen ist, können Sie die Entwicklung des Mikrobioms Ihres Babys mit Probiotika verbessern. Hierzu geben Sie Ihrem Baby lebende Darmbakterien. Dabei sollten Sie aber auf jeden Fall ein auf Babys abgestimmtes Produkt verwenden.

Probiotika sollten nicht dauerhaft gegeben werden, da sie die Bakteriendiversität auch verringern können.

Probiotika bewirken keine Wunder, wenn die Ernährung zu wünschen übrig lässt. Füttern Sie Ihr Baby mit selbst zubereitetem und püriertem Gemüse, Geflügel, Fleisch und Fisch.

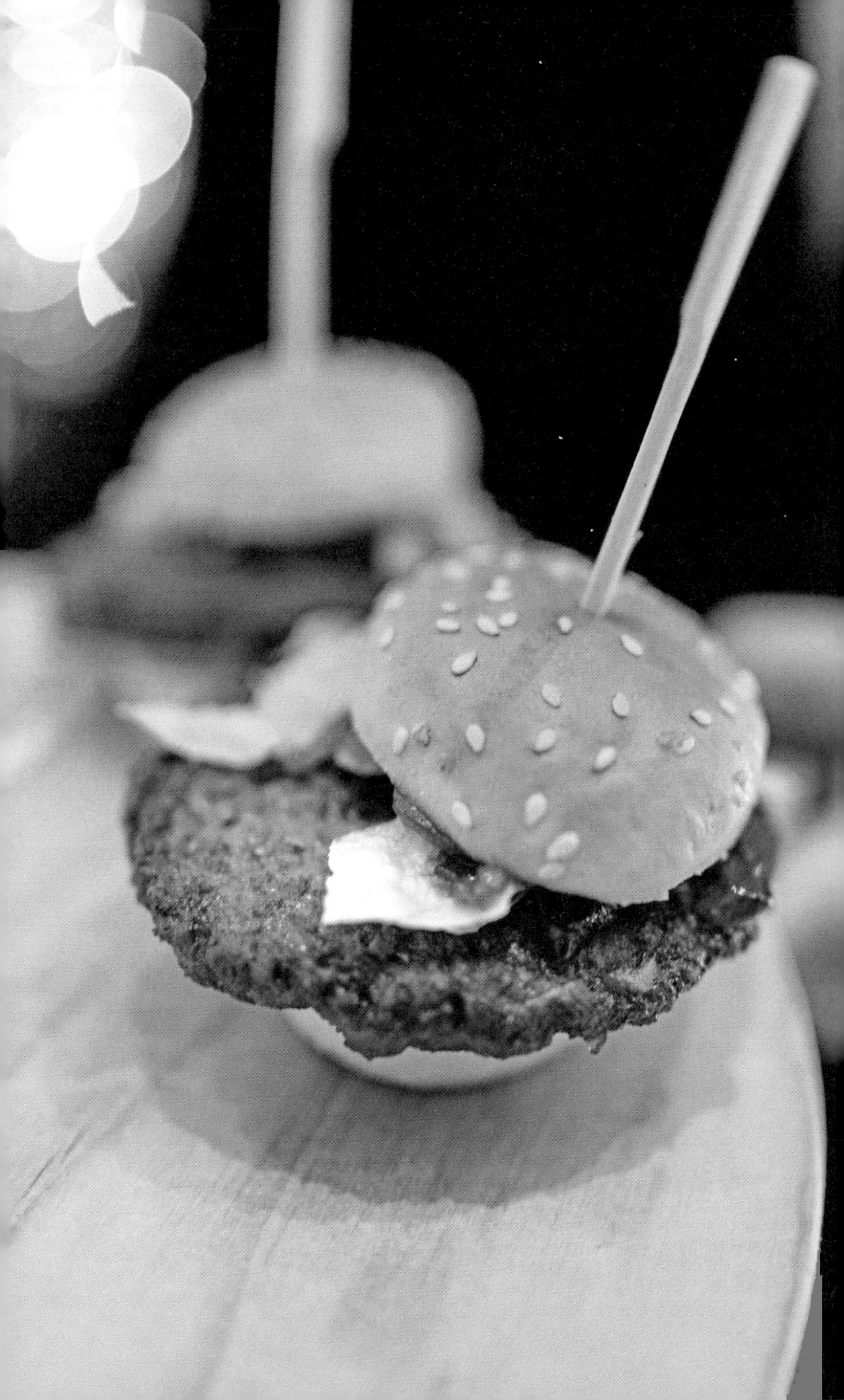

Was dem Darm schadet

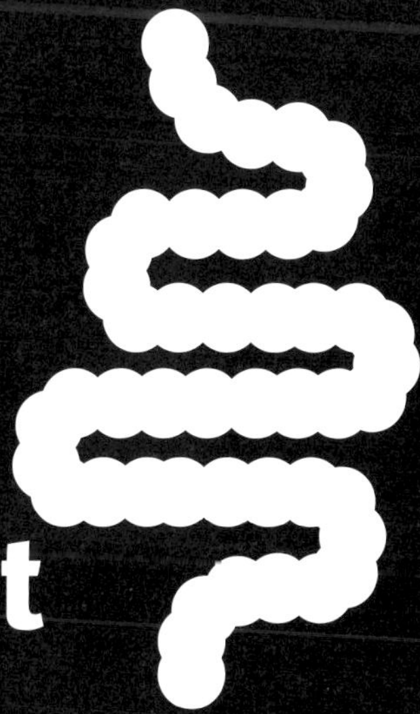

Der Darm ist empfindlich. Einige alltäglichen Nahrungsmittel schaden ihm, genauso wie viele Zusatzstoffe, die in Fertigprodukten enthalten sind. Selbst Medikamente setzen ihm zu sowie psychischer Stress und Bewegungsmangel.

TIPP 13

Kohlenhydrate bringen alles durcheinander

Gelangen Einfachzucker in den Dickdarm, schaden sie auf mehreren Wegen. Sie bringen die Zusammensetzung der Darmbakterien durcheinander, setzen der Schleimschicht zu und machen den Darm durchlässiger.

Eigentlich erfolgt die Resorption der Einfachzucker Glucose und Fructose im Dünndarm. Werden aber alle paar Stunden Müsli, Brot und Brötchen, Nudeln, Reis, Pizza und Süßigkeiten konsumiert, überfordert das den Darm. Die in den Produkten enthaltenen Kohlenhydrate werden im Mund, im Magen und im Dünndarm von Enzymen in Einfachzucker zerlegt. Im Dünndarm befinden sich dann jedoch so viele Einfachzucker, dass sie nicht mehr alle resorbiert werden können. Sie gelangen in den Dickdarm und bringen dort alles durcheinander.

Einfach aufgebaute Kohlenhydrate verändern das Mikrobiom

Darmbakterien sind Spezialisten. Einige können besonders gut komplexe Kohlenhydrate vergären, andere sind auf einfach aufgebaute Zucker spezialisiert. Ihre Anzahl hängt vom Nahrungsangebot ab. Gelangen sehr viele Einfachzucker in den Dickdarm, vermehren sich dort vor allem Bakterien, die zum Stamm der *Proteobacteria* gehören.

Wer zudem viel Brot, Süßigkeiten, Nudeln und Pizza isst, verzehrt auch meistens weniger Gemüse und Salat. Das vermindert die Anzahl der Bakterien, die auf die Vergärung komplexer Kohlenhydrate spezialisiert sind, noch einmal. Vor allem nimmt die Anzahl der Mikroorganismen ab, die zum Stamm der *Bacteroidetes* zählen.

Das ist ein Problem, da *Bacteroidetes* die kurzkettigen Fettsäuren Acetat and Propionat herstellen, die entzündungshemmend wirken und Gene auf gesund stellen. Kommen sie in zu geringen Mengen vor, entwickeln sich Entzündungsreaktionen im Darm, die sich auf den gesamten Organismus ausbreiten können.

Verschwindender Schleim

Entzündungsreaktionen, die durch die veränderte Zusammensetzung der Darmbakterien entstehen, wirken sich negativ auf die Schleimschicht aus, den Mukus. Er wird immer dünner. Das setzt einen Teufelskreis in Gang. Denn der Mukus schützt die unter ihm liegenden Zellen. Nimmt er ab, werden die Zellen der Darmschleimhaut immer häufiger von Giften und schädlichen Mikroorganismen angegriffen. Das registriert wiederum das Immunsystem und kämpft dagegen an. Entzündungsreaktionen nehmen weiter zu, was den Mukus noch weiter schrumpfen lässt.[14]

Zucker macht undicht

Bakterien leben nicht lange, das ist normal. Allerdings werden beim Absterben einiger Bakterien mehr giftige Stoffe frei als bei anderen. Besonders gefährlich sind Bakterien, die einfach aufgebaute Zucker vergären. Wenn sie sterben, werden Stoffe ihrer Zelloberfläche freigesetzt, sogenannte Lipopolysaccharide, kurz LPS. Sie sind giftig. Das Immunsystem reagiert mit heftigen Entzündungsreaktionen. Allerdings werden nicht nur die giftigen Stoffe bekämpft, auch die Tight Junctions geraten durch die Entzündungsreaktionen in Mitleidenschaft. Der Darm wird undicht. Fremdstoffe gelangen aus dem Darm in den Organismus, wodurch das Immunsystem noch stärker kämpfen muss.[15]

Selbst-Check

Esse ich zu viele Kohlenhydrate?

Ich esse täglich Brot, Vollkornbrot oder Brötchen.	j	n
Ich trinke normale Cola, Orangenlimonade oder andere Softdrinks.	j	n

Mein Tag beginnt mit einer Schale Müsli oder Cornflakes.	j	n
Ich verzehre mehrmals pro Woche Bananen, Orangen, Mangos, Ananas, getrocknete Feigen oder Datteln.	j	n
Ich esse Nudeln.	j	n
Ich trinke Fruchtsäfte.	j	n
Mehrmals pro Woche esse ich Mais, Maisprodukte wie Tortillas oder Kartoffeln.	j	n
Ich konsumiere Fertiggerichte und Fertigsoßen.	j	n
Ich trinke mehrmals pro Woche Bier.	j	n
Ich verzehre Fruchtjoghurts oder Fruchtquarks.	j	n
Ich süße meinen Kaffee oder Tee mit Zucker oder Honig.	j	n
Ich verwende Ahornsirup, Agavendicksaft, Rübensirup oder ähnliches zum Süßen.	j	n
Ich verzehre glutenfreies Brot oder Gebäck.	j	n
Ich esse Süßigkeiten oder Kuchen.	j	n
Ich esse Kartoffelchips oder andere Knabbereien.	j	n

Je häufiger Sie mit Ja geantwortet haben, umso wahrscheinlicher essen Sie zu viele Kohlenhydrate. Bei einer strikten No-Carb-Ernährung fallen alle genannten Lebensmittel weg.

TIPP 14

Fructose schadet Zotten und Bakterien

Fruchtzucker – auch Fructose genannt – kommt natürlicherweise in Obst und in geringem Maß in Gemüse vor. Verzehrt man Fructose in natürlichen Mengen, wie es die Evolution vorgesehen hat, verträgt der Darm sie hervorragend. Ein normaler Verzehr bedeutet den Genuss von heimischen saurem Obst. Davon kann man ruhig so viel essen, bis man keine Lust mehr auf mehr Obst hat. Auch die im Gemüse enthaltene Fructose stellt kein Problem dar.

Leider kommt Fructose heute in vielen weiteren Lebensmitteln vor. Sie ist Bestandteil des normalen Haushaltszuckers, sogenannter Saccharose. Saccharose ist die Kombination aus jeweils einem Molekül Glucose und Fructose. Viele Produkte werden jedoch nicht mehr mit normalem Haushaltszucker, sondern mit dem billigeren Glucose-Fructose-Sirup gesüßt, der ebenfalls einen hohen Fructoseanteil hat. Aber nicht nur das, Zucker oder Glucose-Fructose-Sirup ist in Fertigsoßen und Fertiggerichten, in Fruchtjoghurts und Fertig-Salatsoßen enthalten. Zu viel Fructose steckt auch in Backwaren, Softdrinks und Fruchtsäften. Wer zudem Honig, Agavendicksaft oder Dattelsirup zum Süßen verwendet oder exotische Früchte wie Orangen, Bananen, Ananas und Mangos isst, nimmt viel zu viel Fructose zu sich.

Fructose verändert das Mikrobiom

Bei einem hohen Konsum von Fructose nimmt die Menge an gesundheitsfördernden, Butyrat produzierenden, Bakterien ab. Die kurzkettige Fettsäure Butyrat ist jedoch für den gesamten Organismus von Bedeutung.

Die Zusammensetzung der Darmbakterien hat sogar Auswirkungen auf den LDL-Cholesterinspiegel. Durch den Verzehr von Fructose nimmt die Anzahl von Bakterien, die zum Stamm der *Bacteroidetes* gehören zu und *Firmicutes*-Arten ab. Sind jedoch viele *Bacteroidetes*-

und nur wenige *Firmicutes*-Bakterien vorhanden, lässt das den LDL-Cholesterinspiegel ansteigen.[16] Laut neuster Forschung sind hohe LDL-Cholesterinspiegel zwar kein Problem, wenn es sich um große LDL-Partikel handelt. Noch besser ist beides: geringes LDL-Cholesterin und große Partikel.

Fructose erhöht die Zuckeraufnahme und macht hungrig

In Versuchen mit Mäusen zeigte sich, dass eine Ernährung mit einem hohen Fructoseanteil die Darmzotten wachsen ließ. Die Ausstülpungen waren im Vergleich zu Tieren, die keinen Fruchtzucker erhielten, um 25 bis 40 Prozent verlängert. Die Wissenschaftler gehen davon aus, dass Gleiches bei Menschen passiert.

Evolutionsbiologisch ist diese Anpassung äußerst pfiffig. Bis vor einigen Jahrhunderten hatten Menschen in unseren Breiten nur im Herbst Zugang zu Fructose, wenn die Früchte reif waren. Durch die Verlängerung der Darmzotten konnten sie im Herbst mehr Fette und Kohlenhydrate aufnehmen. Das erleichterte es ihnen, sich ein Fettpolster anzulegen. Das war wichtig, um über den Winter zu kommen. Leider steckt heute Fructose in viel zu vielen Lebensmitteln. Etliche Menschen haben daher wahrscheinlich das ganze Jahr über zu lange Zotten, der Organismus legt ständig Fettpolster an.

Die Länge der Zotten beeinflusst zudem die Hormone, die das Hungergefühl steuern. Je länger die Zotten, umso mehr muss man essen, bis man sich satt fühlt. Aber nicht nur das, lange Zotten lassen einen auch viel schneller wieder hungrig werden. Aus Sicht der Evolution ist auch das genial. Man soll essen, so viel man kann, bevor die Nahrung im Winter knapp wird. Aber die Nahrung und vor allem Fructose wird bei uns nicht knapp.

TIPP 15

Gluten erhöht die Darmdurchlässigkeit

Chronische Erkrankungen machen heute den Großteil der medizinisch notwendigen Behandlungen aus. Bewegungsmangel und Stress tragen dazu bei. Mittlerweile gerät aber auch Gluten in den Fokus der Wissenschaft. Einer der weltweiten Spezialisten ist Prof. Dr. Alessio Fasano von der Harvard University in Boston, USA. Seiner Ansicht nach spielt Gluten bei der Entstehung fast aller chronischen Erkrankungen eine Rolle.

Gluten kommt in fast allen Getreidesorten vor, Weizen enthält jedoch besonders viel davon. Gluten ist ein Gift. Süßgraspflanzen, zu denen alle Getreidesorten zählen, haben im Zuge der Evolution die Fähigkeit zur Herstellung dieses Giftes entwickelt. Ihre Samen werden dank des Glutens vor Insektenfraß geschützt. Wir Menschen sind etwas unempfindlicher als Insekten, aber ganz spurlos geht der Verzehr von Gluten auch an uns nicht vorbei.

Gluten beschädigt Tight Junctions

Gluten kann sich an spezielle Rezeptoren binden, die sich an den Oberflächen der Darmzellen befinden. Gehen Gluten und Rezeptor diese Bindung ein, führt das in den Zellen zur Bildung und zur Freisetzung des Proteins Zonulin. Das spezielle Protein löst daraufhin die Verbindungen zwischen den Darmzellen, den sogenannten Tight Junctions, auf. Der Darm wird durchlässig, der Leaky Gut ist da. Das passiert mehr oder weniger stark bei jedem Menschen und hat nichts mit Zöliakie zu tun, der bekannten Krankheit, bei der kein Gluten vertragen wird.

Diese merkwürdige Reaktion im Darm ergibt Sinn, denn Gluten ist ein Giftstoff und Gifte müssen bekämpft werden. Das Immunsystem ist aber nicht im Darm, sondern im angrenzenden Gewebe besonders aktiv. Daher muss Gluten in dieses angrenzende Gewebe gelangen. Das tut es, indem ihm der Weg über die geöffneten Tight Junctions frei gemacht wird.

Aber nicht nur Gluten, sondern jede Menge andere Fremdstoffe gelangen über die geöffneten Tight Junctions in den Darm. Das Immunsystem bekämpft sie daraufhin alle.

Die Dosis macht das Gift

Wenn sich die Tight Junctions ein- oder zweimal pro Woche für einen kurzen Moment öffnen, ist das kein Problem. Es kommt zu einer kurzzeitigen Immunantwort, dann verschließt sich die Darmwand wieder und der Spuk ist vorbei.

Wenn dem glutenhaltigen Brötchen am Morgen, die glutenhaltige Pizza am Mittag und am Abend die glutenhaltige Scheibe Brot oder die glutenhaltigen Spaghetti folgen, ist das ein Problem. Dann ist die Darmschleimhaut immerzu durchlässig. Das Immunsystem gerät in Dauerstress.

PRAXISTIPP !

Laboruntersuchung zur Darmbarrierefunktion

Einige Labore bieten Blutuntersuchungen zur Bestimmung der Durchlässigkeit des Darms an.

Der aktuell am besten geeignete Marker ist I-FABP (Intestinal-fatty acid binding protein). Das Protein kommt normalerweise nur in Darmzellen vor. I-FABP wird allerdings freigesetzt, wenn Darmzellen beschädigt werden, wie es bei einem Leaky Gut passiert.

TIPP **16**

Desinfektionsmittel – nicht nur Heilsbringer

Leben mehrere Menschen zusammen oder haben sie häufigen und näheren Kontakt, übertragen sich Darmbakterien. Das Gleiche gilt für den Kontakt zwischen Menschen und Tieren. Die Übertragung erfolgt meist vollkommen unbemerkt. Handelt es sich um Erreger, die zu Durchfallerkrankungen führen, wird einem deutlich, wie schnell sich Darmbakterien verbreiten. Das Gleiche gilt für harmlose Mikroorganismen. Auch sie wandern von Person zu Person. Das führt dazu, dass Menschen eines Haushaltes gewisse Ähnlichkeiten in ihrem Mikrobiom aufweisen. Auch Haustiere beeinflussen die Zusammensetzung der Darmbakterien ihrer Besitzer.

Die Übertragung von Darmbakterien ist sehr wichtig. Sie erhöht die Vielfalt des Mikrobioms, besonders wenn man immer wieder mit verschiedenen Menschen Kontakt hat. Die Übertragung von Darmbakterien erleichtert außerdem die Wiederbesiedelung des Darms mit vielfältigen Bakterien nach einer schweren Magen-Darm-Infektion oder nach einer Antibiotikabehandlung.

Desinfektionsmittel verhindern auch gesunde Übertragungen

In Kliniken und während Operationen sind Desinfektionsmittel Gold wert. Sie verhindern, dass sich Wunden entzünden oder dass sich Infektionskrankheiten unter den Patienten ausbreiten.

Allerdings sollten Desinfektionsmittel nicht überall und jederzeit eingesetzt werden. Durch sie werden nicht nur die Übertragung von Krankheitserregern, sondern auch die von wertvollen Darmbakterien reduziert. Das vermindert die Biodiversität des Mikrobioms.[17]

Vielfalt im Darm ist allerdings wichtig für ein gesundes Immunsystem. Ein geschwächtes Immunsystem ist anfälliger für Virusinfektionen. Verwendet man zu häufig Desinfektionsmittel, werden krank machende Viren für einen daher immer gefährlicher.

TIPP 17

Zusatzstoffe schaden dem Darm

Tiefkühlpizzen und andere Tiefkühlfertiggerichte, Kekse, Joghurtzubereitungen, Fertigsoßen, Chips und Knabbereien, Wurst und Käse sowie Softdrinks enthalten jede Menge Zusatzstoffe. Sie werden in unterschiedliche Klassen eingeteilt. Emulgatoren werden verwendet, damit sich Zutaten besser miteinander verbinden. Stabilisatoren sorgen dafür, dass die Konsistenz auf Dauer hält. Weiterhin werden Geschmacks- und Farbstoffe eingesetzt, damit Produkte schöner aussehen und besser schmecken. Konservierungsstoffe sorgen für die lange Haltbarkeit und Süßstoffe für eine Süße ohne Zucker.

Stoffe wurden meist in den 70er- und 80er-Jahren zugelassen

Die Europäische Behörde für Lebensmittelsicherheit (EFSA) legt in Europa fest, welche Stoffe in Lebensmitteln verwendet werden dürfen und welche nicht. In den USA ist die FDA (Food and Drug Administration) dafür zuständig. Viele der heute gängigen Zusatzstoffe erhielten allerdings ihre Erstzulassungen in den 70er- und 80er-Jahren. Damals waren die Anforderungen für eine Zulassung nicht so hoch wie heute. Es ist davon auszugehen, dass viele zugelassene Substanzen gesundheitsschädlich sind. Die Zellen der Darmwand kommen mit ihnen als Erstes in Kontakt. Erst danach werden die meisten dieser Stoffe in die Leber transportiert und abgebaut. Daher richten sie im Darm besonders großen Schaden an.

Zusatzstoffe, Colitis ulcerosa und Morbus Crohn

Seit mehreren Jahrzehnten wird eine Zunahme chronischer Darmerkrankungen wie Morbus Crohn, Colitis ulcerosa, Reizdarmsyndrom und weitere Beschwerden beobachtet. Einige Wissenschaftler gehen davon aus, dass der vermehrte Verzehr von Zusatzstoffen einer der

Gründe dafür ist. Besonders interessant ist der Blick nach Asien. Lange Zeit ernährte sich dort der Großteil der Bevölkerung noch traditionell mit selbst zubereiteten Gerichten. Seitdem auch in Asien mehr verarbeitete Lebensmittel verkauft werden, steigt auch dort die Anzahl an Menschen, die an chronischen Darmerkrankungen leiden.

Emulgatoren zerstören den Schleim

Ein oft verwendeter Emulgator ist Carboxymethylcellulose, abgekürzt CMC. Er ist in der EU als Lebensmittelzusatzstoff mit der Nummer E 466 zugelassen. CMC verbessert ist Konsistenz von Speiseeis, Soßen, Marmeladen, Fruchtpürees, Gelees und Mayonnaisen. E 466 verzögert das Austrocknen von Backwaren und erhöht die Stabilität von Trockenprodukten.

Durch den regelmäßigen Verzehr dieses Zusatzstoffes vermehren sich Bakterien, die den Mukus angreifen. Die Schleimschicht wird dadurch dünner, gleichzeitig kommt es zu Entzündungsreaktionen.

Füllstoff setzt den schleimproduzierenden Zellen zu

Maltodextrin ist ein oft verwendeter Füllstoff, kommt aber auch als Verdickungsmittel zum Einsatz. Es ist in Fleisch- und Wurstwaren, in Kaffeepulver, in Fertigsuppen, Süßwaren und sogar in Babynahrung enthalten. Es ist einer der Stoffe, den die Lebensmittelindustrie einsetzt, damit Konsumenten immer mehr essen wollen. Maltodextrin ist ein Kohlenhydratgemisch, das kaum süß schmeckt, aber den Blutzuckerspiegel ansteigen lässt. Fällt er wieder ab, kommt der Hunger.

Aufgrund des schnell verfügbaren Zuckers ist Maltodextrin auch ein gängiger Bestandteil von sogenannten Sportlergetränken und -nahrungsmitteln, denn der schnelle Zucker gibt Power. Nur hält sie nicht besonders lange an. Leider dürfen Produkte, die Maltodextrin enthalten, als »zuckerfrei« gekennzeichnet werden.

Im Darm greift Maltodextrin die schleimproduzierenden Zellen an und beschädigt sie. Daraufhin bilden sie weniger Schleim. Die Darmzellen verlieren ihren Schutz, es entstehen vermehrt Entzündungsreaktionen.

Süßstoffe wirken auf das Mikrobiom

Softdrinks wie Limo oder Cola, Snacks und Milchprodukten werden häufig Süßstoffe zugesetzt. Ihre Verpackungen tragen Aufschriften wie »zuckerfrei« oder »Zero«. In Studien an Mäusen wurde jedoch festgestellt, dass die Süßstoffe die Zusammensetzung des Mikrobioms stören.

Insbesondere werden Bakterien angegriffen, die am Tryptophan-Stoffwechsel beteiligt sind. Die essenzielle Aminosäure ist jedoch Ausgangsmaterial für eine Reihe verschiedener Endprodukte. Eines davon ist Serotonin, das Glückshormon. Werden die am Tryptophan-Stoffwechsel beteiligten Bakterien in Mitleidenschaft gezogen, verschiebt sich die Stoffwechselaktivität. Es entsteht weniger Serotonin und mehr eines Stoffes namens Kynurenin. Aus ihm werden wiederum weitere Substanzen gebildet. Einige davon sind schädlich. Erhöhtes Kynurenin wird bei Alzheimer, Parkinson, Schizophrenie, Epilepsie und fortschreitendem Alterungsprozess beobachtet.

Farbstoffe erhöhen oxidativen Stress

Viele verarbeitete Lebensmittel enthalten Farbstoffe. Ohne sie würden sie sehr unappetitlich aussehen. Mittlerweile konnte jedoch festgestellt werden, dass Farbstoffe zu einer vermehrten Bildung von freien Radikalen führen, was wiederum zur Entstehung von Entzündungsreaktionen beiträgt.

Konservierungsstoffe töten Bakterien

Damit Nahrungsmittel länger halten, werden ihnen Konservierungsmittel zugesetzt. Sie töten Bakterien, da vor allem Bakterien für das Vergammeln von Lebensmitteln verantwortlich sind. Konservierungsmittel verhindern aber nicht nur, dass sich Bakterien in Lebensmitteln verbreiten, sondern wirken auch im Darm. Dort töten Konservierungsmittel ebenfalls Bakterien ab, allerdings wichtige Darmbakterien.[18]

TIPP 18

»No Alcohol« ist die bessere Wahl

Hochprozentiger Alkohol wirkt desinfizierend, er tötet Bakterien, Pilze und Viren. Konsumiert man Alkohol in Form von Wein, Bier oder Cocktails, tötet er ebenfalls Mikroorganismen, nun allerdings im Darm. Alkohol bringt das Mikrobiom durcheinander, schwächt die Barrierefunktion der Darmschleimhaut und aktiviert das darmeigene Immunsystem.

Veränderte Darmbakterien

Alkohol verändert die Zusammensetzung der Bakterien im Darm. Insbesondere nimmt die Anzahl verschiedener gesundheitsschädlicher Bakterien zu. Wie alle anderen Bakterien leben sie nicht sehr lange. Sterben sie allerdings ab, werden giftige Stoffe frei, sogenannte Lipopolysaccharide oder LPS. Auf sie reagiert das Immunsystem mit Entzündungsreaktionen. Sterben gesundheitsförderliche Bakterien, passiert das nicht.

Der Konsum von Alkohol wirkt sich zudem auf die Produktion von Gallensäure aus. Sie nimmt ab. Damit verändert sich die Säurekonzentration im Darm. Viele Enzyme benötigen aber ein recht saures Milieu, damit sie richtig funktionieren können. Fehlt es an Gallensäure, können diese Enzyme nicht mehr richtig arbeiten. Nahrungspartikel werden nicht mehr aufgespalten, Nährstoffe nicht mehr dem Nahrungsbrei entzogen und aufgenommen. Es kommt zu Nährstofflücken im gesamten Organismus.

Der Darm wird undicht

Alkohol greift die Verbindungen zwischen den Darmzellen, die sogenannten Tight Junctions an. Zwischen den Zellen bilden sich mikroskopisch kleine Zwischenräume, durch die Stoffe, die eigentlich nur in den Darm gehören, in den Körper eindringen. Das führt zu Entzündungsreaktionen.

Darüber hinaus tötet Alkohol Darmzellen. Es kommt zu Rissen in der Darmschleimhaut. Das Innere des Darms hat somit einen direkten Kontakt zum Bindegewebe, welches sich hinter der Schleimhaut befindet. Stoffe, die normalerweise nicht mit dem Bindegewebe in Berührung kommen sollten, dringen in dieses ein. Auch darauf reagiert das Immunsystem mit Entzündungsreaktionen.

Natürlich versucht der Körper, diese Risse wieder zu heilen, dabei können sich winzige Geschwüre bilden. Ebenso verändert sich die Oberflächenstruktur der Darmschleimhaut, die Anzahl an Zotten (Erhebungen) und Krypten (Einbuchtungen) nimmt ab.

Alkohol ist oxidativer Stress

Bevor Zellen sterben, steigt in ihnen die Konzentration freier Radikale. Das sind Stoffe mit ungepaarten Elektronen. Jedes Molekül strebt aber nach kompletten Sätzen an Elektronenpaaren. Da ihnen Partner fehlen, sind sie hochreaktiv. Kommen sie mit Enzymen oder Bestandteilen der Zellmembran in Kontakt, klauen sie ihnen Elektronen. Die beklauten Zellbestandteile sind daraufhin beschädigt. Dieser Vorgang heißt oxidativer Stress.

Alkohol erhöht den oxidativen Stress in Darmzellen. Allerdings ist meist nicht Alkohol selbst der Auslöser, sondern Stoffe, die bei dessen Abbau entstehen. Was nicht viele wissen, Alkohol wird nämlich nicht nur in der Leber, sondern teilweise schon im Darm abgebaut.

Das darmeigene Immunsystem kommt in Stress

Gelangen Bakterien, Nahrungspartikel, Giftstoffe wie die Lipopolysaccharide (LPS) und weitere Substanzen aufgrund von Rissen in der Darmschleimhaut oder kaputten Tight Junctions in das angrenzende Gewebe, muss das Immunsystem kontinuierlich kämpfen.

Der regelmäßige Konsum von Alkohol wirkt sich zudem auf den Mukus, die Schleimschicht aus. Alkohol zerstört einige Bestandteile, die sich im Mukus befinden und für die Abwehr von Gift- und Fremdstoffen sorgen. Fehlt es an ihnen, ist der Mukus gestört. Die darunterliegenden Zellen werden häufiger von schädlichen Bakterien und Giftstoffen beschädigt.

Es kommt zur Bildung gesundheitsschädlicher Botenstoffe des Immunsystems. Sie breiten sich im gesamten Organismus aus. Kommen Zellen in anderen Geweben, wie beispielsweise dem Herz, mit ihnen in Kontakt, reagieren sie ebenfalls mit Entzündungsreaktionen. Kein Wunder, dass Menschen, die regelmäßig Alkohol trinken, oft an chronischen Entzündungen im gesamten Organismus leiden.[19]

PRAXISTIPP

Gewöhnen Sie sich das Trinken von Alkohol ab

Setzen Sie sich persönliche Ziele zur Reduktion Ihres Alkoholkonsums. Wie beispielsweise:

- Ich verzichte auf Alkohol komplett.
- Ich trinke Alkohol nur noch zu bestimmten Anlässen wie:

  ____

- Dieses Jahr trinke ich nicht mehr als ____ Kästen Bier oder ____ Flaschen Wein. Führen Sie eine Strichliste.
- Ich verzichte auf den Konsum von Alkohol zu Hause.
- Ich trinke in den folgenden Monaten gar keinen Alkohol:

  ____

- Ich trinke nur am ____________________ (Wochentag), und zwar maximal

  ____ Bier/Wein/usw.
- Mein individuelles Ziel:

  ____

TIPP 19

Vom Bewegungsmangel zum Bakterienmangel

Kaum vorstellbar, aber die Zusammensetzung der Darmbakterien hängt auch davon ab, wie viel oder wie wenig sich eine Person bewegt.

In Spanien untersuchten Wissenschaftler die Zusammensetzung des Mikrobioms von 40 Frauen im Alter zwischen 18 und 40 Jahren mit einem BMI (Body-Mass-Index) von 20 bis 25. Die waren also schlank.

21 Frauen trieben weniger als dreimal pro Woche moderaten Sport. Sie wurden der Gruppe der »Inaktiven« zugeordnet. Die anderen 19 Frauen waren mindestens drei Stunden pro Woche sportlich aktiv. Sie bildeten die Gruppe der »Aktiven«. Hinsichtlich der Aufnahme von Proteinen, Fetten und Kohlenhydraten sowie dem Alkoholkonsum verhielten sich die Teilnehmerinnen der beiden Gruppen ähnlich.

Die Analyse der Zusammensetzung des Mikrobioms zeigte hingegen signifikante Unterschiede. Besonders die gesundheitsfördernden Darmbakterien *Faecalibacterium prausnitzii, Roseburia hominis* und *Akkermansia muciniphila* kamen bei den aktiven Frauen viel häufiger vor als bei den inaktiven. Insgesamt zeigte das Mikrobiom der aktiven Frauen eine viel höhere Biodiversität, außerdem hatten sie im Vergleich zu den inaktiven Frauen insgesamt einfach mehr Bakterien im Darm.

Weitere relevante Parameter

Die Wissenschaftler verglichen nicht nur die Zusammensetzung der Darmbakterien und die körperliche Aktivität, sie untersuchten weitere Parameter wie Ernährung, Enzymtätigkeiten, Körperfettanteil und vieles mehr. Sie fanden heraus, dass Sport, Muskelmasse und Körperfettanteil den größten Einfluss auf die Qualität und die Quantität der Darmbakterien hatten.[20]

Ausdauersport tut Bakterien besonders gut

Körperliche Aktivität ist vielfältig. Vom Handwerken übers Putzen hin zu Gartenarbeit, dem Fahrradfahren zur Arbeit oder der Erledigung der Einkäufe zu Fuß ist alles gesund und lobenswert. Das Mikrobiom reagiert allerdings besonders positiv auf Ausdauersport. Zu den gängigen Ausdauersportarten zählen Fahrradfahren, Laufen, Schwimmen, Rudern, Skilanglauf, Inlineskaten und Nordic Walking. Ausdauersport zeichnet sich durch einen erhöhten Puls über einen längeren Zeitraum aus. Für einige, sehr untrainierte Personen werden bereits längere Spaziergänge zu einem Ausdauertraining.

Selbst-Check

Treibe ich ausreichend Ausdauersport?

Laut der Weltgesundheitsorganisation sollten Sie mindestens dreimal pro Woche 30 Minuten Ausdauertraining betreiben. Mehr ist allerdings besser. An folgenden Kriterien erkennen Sie, ob Ihre Bewegung bereits als Ausdauersport zählt und der empfohlenen Mindestdauer entspricht:

Mein Herz schlägt spürbar schneller.	j	n
Ich atme schneller und tiefer als normal.	j	n
Ich schwitze.	j	n
Ich führe die Aktivität mindestens 30 Minuten durch, wobei mein Herz über den ganzen Zeitraum schneller schlägt und ich tiefer atme.	j	n
Ich führe die Aktivität mindestens dreimal pro Woche durch.	j	n

Wenn Sie alle Fragen mit Ja beantwortet haben, treiben Sie laut WHO ausreichenden Ausdauersport. Noch mehr ist noch besser.

TIPP 20

Schmerzmittel – so schädlich wie Antibiotika

Die Einnahme von Antibiotika verändert das Mikrobiom erheblich, mit oft lang anhaltenden negativen Folgen. Das ist vielen bekannt. Laut neusten Forschungen beeinflussen viele weitere Medikamente das Mikrobiom in ähnlicher problematischer Weise.

Neue Untersuchungsmethode zeigt Unglaubliches

Das Mikrobiom und sein Einfluss auf die Gesundheit wird erst seit wenigen Jahren intensiv erforscht. Viel ist noch gar nicht bekannt. Daher ist es nur logisch, dass lange Zeit die Auswirkungen von Medikamenten auf das Mikrobiom überhaupt nicht untersucht wurden. Ganz anders ist es in Bezug auf potenzielle Leberschäden. Für jede Neuzulassung sind umfangreiche Nachweise zu erbringen.

Die Auswirkungen auf das Mikrobiom sind meist komplex und daher braucht es ebenso komplexe Untersuchungsmethoden. Bislang wird meist nur die Zusammensetzung der Darmbakterien mit gewissen gesundheitlichen Problemen in Verbindung gesetzt. Aber nicht nur die Zusammensetzung ist entscheidend, genauso wichtig sind die Funktionsweise und das Zusammenspiel der Bakterien. Beispielsweise beeinflussen einige Medikamente zwar nicht die Zusammensetzung der verschiedenen Bakterienarten, aber ihr Verhalten. Das kann mindestens einen so verheerenden Effekt auf die Gesundheit haben wie die Zu- und Abnahme gesundheitsschädlicher und gesundheitsfördernder Mikroorganismen.

Prof. Dr. Figeys von der Universität Ottawa in Kanada hat hierzu zusammen mit seinem Team ein neues Untersuchungsverfahren erfunden. Es wurde 2020 in einem wissenschaftlichen Journal erstmals vorgestellt. Mit ihm kann sowohl die Zusammensetzung der Bakterien als auch das Verhalten der Mikroorganismen untersucht werden. Die Ergebnisse werfen einen vollkommen neuen Blick auf mögliche, bislang noch nicht bekannte Nebenwirkungen von Medikamenten.

Ibuprofen wirkt ähnlich wie Antibiotika

In einer ersten Studie mit dem neuen Verfahren wurden die Auswirkungen von 43 Medikamenten auf das Mikrobiom untersucht. Vier davon waren Antibiotika, die bekanntlich viele Bakterien im Darm abtöten. Was selbst die Wissenschaftler überraschte, 35 weitere Medikamente veränderten das Mikrobiom in ähnlicher Weise wie Antibiotika. Auch das Verhalten der Mikroorganismen wurde von den Medikamenten gestört.

Insbesondere Ibuprofen reduziert die Gesamtmasse des Mikrobioms und dezimiert wichtige gesundheitsfördernde Bakterien wie *Bacteroides* und *Akkermansia*.

Medikamente sollten zwei Etiketten haben

Verschiedene Medikamente können einen ähnlichen Effekt auf die Abläufe im Körper, aber sehr unterschiedliche Auswirkungen auf das Mikrobiom haben. Beispielsweise wirken Ibuprofen und das Mittel Indometacin schmerzlindernd. Ibuprofen reduziert jedoch die Quantität und die Qualität der Darmbakterien. Die Einnahme von Indometacin führt hingegen zu einer Zunahme an *E. Coli*- und *Salmonella*-Bakterien. Das kann zu ernsthaften Infektionserkrankungen führen.[21]

In einer anderen Studie wurde festgestellt, dass die tägliche Einnahme von ASS (Acetylsalicylsäure bzw. Aspirin) die Zusammensetzung der Darmbakterien positiv beeinflusst, was eine Reduktion des Darmkrebsrisikos mit sich bringt. Das bedeutet nicht, dass Sie täglich ASS einnehmen sollten, denn das Medikament kann zu inneren Blutungen führen. Es soll lediglich zeigen, wie unterschiedlich Medikamente, die alle Schmerzen reduzieren, sich auf das Mikrobiom auswirken.[22]

Prof. Dr. Figeys ist daher der Meinung, Medikamente sollten zwei Etiketten tragen. Das eine für die Auswirkungen auf die Physiologie, das andere für die Veränderungen im Mikrobiom.[23]

TIPP 21

Der Darm ist stressempfindlich

Unter Stress werden verschiedene Stresshormone wie Cortisol und Adrenalin ausgeschüttet. Außerdem steigt die Anzahl freier Radikale, was zu chronischen Entzündungsreaktionen führt. Sowohl Hormone als auch chronische Entzündungsreaktionen wirken sich wiederum negativ auf die Zusammensetzung des Mikrobioms aus. Bislang wurden leider viele dieser Zusammenhänge nur an Mäusen und Ratten untersucht. Es ist aber davon auszugehen, dass Ähnliches beim Menschen passiert. So gilt der Einfluss von Stress auf Darmerkrankungen wie Morbus Crohn, Reizdarmsyndrom oder Blähungen als erwiesen.

Dauerstress ist das Problem

Während Flucht- oder Angriffsreaktionen werden Darmaktivitäten zurückgefahren. Mit gutem Grund, denn sie benötigen viel Energie. In einer gefährlichen Situation wird diese Energie für wichtigere Abläufe benötigt: für einen schnelleren Herzschlag, erhöhte Aufmerksamkeit und vermehrte Muskelkraft. Wenn der Stress nur kurz anhält, ist das kein Problem. Die Verdauung pausiert. Ist die gefährliche Situation nach einigen Minuten oder Stunden vorbei, geht es mit den Darmaktivitäten weiter.

Menschen sind seit Urzeiten Stress ausgesetzt. Stress wurde vor allem durch Gewitter oder andere extreme Wetterereignisse, dem Überwinden steiler Hänge oder tiefer Bäche, Nahrungsmangel, Angriffe gefährlicher Tiere oder Konflikte mit anderen Stämmen ausgelöst. Dieser Stress kam und ging. Heute leben hingegen viele Menschen im Dauerstress. Ihre Terminkalender sind voll, ihre eigenen Ansprüche an die Betreuung und Förderung ihrer Kinder sind hoch, man engagiert sich vielleicht noch im Musik- oder Sportverein, das Geld muss reichen, um Kredite abzuzahlen und vieles mehr. Dieser Stress bleibt über Monate, über Jahre oder Jahrzehnte. Dieser Stress reduziert dauerhaft die Verdauung und damit die Aufnahme von Nährstoffen.

Stress verändert Darmbakterien in kürzester Zeit

Bei Stress bildet sich sofort vermehrt Dopamin, Noradrenalin und Adrenalin. Der Organismus wird dadurch kurzfristig in die Lage versetzt, auf die erhöhten Anforderungen der Stresssituation zu reagieren. Diese drei Neurotransmitter wirken aber auch auf das Mikrobiom. Einige gesundheitsschädliche Bakterien können sich in nur 14 Stunden um das 10 000-Fache vermehren und drängen damit gesundheitsfördernde Bakterien zurück.

Neben kurzfristigem Stress wirkt sich vor allem Dauerstress negativ auf das Mikrobiom aus. In einer Studie an Ratten wurde die Zusammensetzung der Bakterien von gestressten und nicht gestressten Tieren verglichen. Es zeigten sich signifikante Unterschiede. Vor allem wies das Mikrobiom der gestressten Ratten insgesamt weniger Masse auf und auch seine Diversität war geringer. Es ist davon auszugehen, dass es beim Menschen ähnlich ist.

Stress hat viele Auswirkungen: Blähungen, Bauchschmerzen, Verstopfung oder Durchfall

Jeder Mensch reagiert etwas anders auf Stress. Aber viele Veränderungen im Magen-Darm-Trakt sind ein Stresssignal. Der eine hat plötzlich Blähungen, wenn er sich in einer ungewohnten Umgebung befindet. Die andere bekommt Bauchschmerzen vor einem Bewerbungstermin. Wieder andere leiden aufgrund von beruflichem oder familiärem Stress über Monate oder Jahre an Verstopfung oder Durchfall.

Erst Stress dann Leaky Gut

Wiederum an Ratten wurde festgestellt, dass Dauerstress die Darmdurchlässigkeit erhöht. Insbesondere werden die Tight Junctions angegriffen. Ob dies durch die Veränderungen in der Zusammensetzung der Darmbakterien hervorgerufen wird, durch stressbedingte chronische Entzündungsreaktionen oder aufgrund eines anderen Mechanismus geschieht, ist bislang nicht geklärt. Wahrscheinlich nimmt die Barrierefunktion aufgrund verschiedener negativer Veränderungen ab. Klar ist allerdings, dass es passiert. Das wurde in mehreren Studien, sogar an Menschen gezeigt. In einer Untersuchung wurde beispielsweise festgestellt, dass die Durchlässigkeit des Darms zunahm, wenn Probanden eine Rede vor Publikum halten mussten. In einer anderen Studie wurden Paare mit Beziehungsproblemen untersucht. Auch sie wiesen eine erhöhte Darmpermeabilität, also Durchlässigkeit, auf.

Vom undichten Darm zum undichten Gehirn

Tight Junctions befinden sich nicht nur zwischen den Zellen der Darmschleimhaut, sondern auch zwischen den Zellen der Blut-Hirn-Schranke. Das ist eine spezielle Schicht, die die Blutgefäße im Gehirn umkleidet. Sie stellt sicher, dass nur Stoffe ins Gehirn gelangen, die dort keinen Schaden anrichten können.

Verlieren die Tight Junctions im Darm ihre festen Verbindungen, tun es die Tight Junctions der Blut-Hirn-Schranke im Gehirn ebenso. Wahrscheinlich führen auch hier verschiedene gesundheitsschädliche Veränderungen zum Auflösen der festen Verbindungen.

Ist die Schranke nicht mehr dicht, gelangen vermehrt Giftstoffe und entzündungsfördernde Botenstoffe ins Gehirn. Sie verändern die Wirkungsweisen von Neurotransmittern und Nervenzellen und können somit zu negativen Emotionen führen.[24]

Schlafmangel ist ebenfalls Stress

Chronischer Schlafmangel wirkt ähnlich wie Termindruck oder zu lange To-do-Listen. Der Cortisolspiegel sowie andere Stresshormone sind erhöht, Darm und Blut-Hirn-Schranke leiden.

Selbst-Check

Bin ich zu sehr gestresst?

Ich bin schnell gereizt.	j	n
Ich fühle mich häufig überfordert.	j	n

Ich leide an Kopfschmerzen.	j	n
Meine Gedanken springen schnell von einem Thema zum anderen.	j	n
Ich habe Schlafstörungen.	j	n
Ich bin häufig erkältet oder habe andere Infektionskrankheiten.	j	n
Meine Libido ist reduziert.	j	n
Ich bin häufig nervös und unruhig.	j	n
Ich habe ein geringes Selbstwertgefühl.	j	n
Ich fühle mich häufig hilflos.	j	n
Ich bin oft erschöpft.	j	n
Ich habe Heißhungerattacken auf Süßes.	j	n
Ich habe häufiger das Gefühl, die Kontrolle im Leben zu verlieren.	j	n
Ich leide an Verdauungsproblemen.	j	n
Meine Gelenke oder Muskeln schmerzen.	j	n
Ich habe den Drang Alkohol zu trinken oder andere Drogen einzunehmen.	j	n

Je häufiger Sie mit Ja geantwortet haben, umso wahrscheinlicher sind Sie chronisch gestresst.

TIPP 22

Die verborgene Gefahr durch Pestizide

Pestizide enthalten Substanzen, die je nach Anwendungsgebiet Insekten, Pilze oder unerwünschte Pflanzen töten. Die giftigen Substanzen wirken aber meist nicht nur auf eine bestimmte Pflanze oder ein bestimmtes Insekt, sondern auf alle Formen lebender Zellen. So auch auf den Menschen, nur eben nicht direkt tödlich.

Eines der am häufigsten eingesetzten Herbizide ist Glyphosat. Jeder Hobbygärtner kann es unter dem Namen Roundup kaufen. Es tötet jede Pflanze. Nur gentechnisch veränderte Pflanzen überleben. Sie wurden extra so hergestellt, dass ihnen das Gift nichts ausmacht. Im konventionellen Gemüse- und Obstanbau kommt Glyphosat auch in Europa oft zum Einsatz. Rückstände finden sich auf Erdbeeren und Spinat, Äpfeln und Grünkohl oder Kirschen, Sellerie und Tomaten. Das Herbizid wird vor allem im Obst- und Gemüseanbau eingesetzt, aber auch Sonnenblumen, Raps, viele Getreidesorten und Sojabohnen werden mit ihm behandelt.

Glyphosat zerstört das Mikrobiom

Die Wirkungsweise des Herbizids ist das Problem. Es zerstört ein ganz bestimmtes Enzym, welches in Pflanzen, aber auch in Bakterien vorkommt. Funktioniert dieses Enzym nicht mehr, stirbt die Pflanze. Da dieses Enzym aber auch in Darmbakterien vorkommt, verändert Glyphosat die Zusammensetzung des Mikrobioms. Besonders empfindlich reagieren vor allem gesundheitsförderliche Stämme. Sie sterben ab. Gesundheitsschädliche Bakterien, wie verschiedene *Clostridien-* und *Salmonella*-Arten, reagieren hingegen nicht so empfindlich, sie vermehren sich. Es kommt zu einer sogenannten Dysbiose, einer fehlerhaften Zusammensetzung von Darmbakterien. Es ist davon auszugehen, dass auch andere Pestizide die natürliche Balance des Mikrobioms zerstören.

Auswirkungen bis ins Gehirn

Befinden sich zu viele gesundheitsschädliche Bakterien im Darm, entstehen vermehrt giftige Stoffe, die bis ins Gehirn vordringen können. Mittlerweile gibt es einige, an Nagetieren durchgeführte Studien, die einen Zusammenhang zwischen Glyphosat und dem Auftreten von Parkinson, Schizophrenie, Depressionen oder Verhaltensänderungen zeigen.[25] Parkinsonerkrankungen treten bei Landwirten besonders häufig auf. In Frankreich und Italien wird Parkinson bei Landwirten mittlerweile als Berufskrankheit anerkannt.

Glyphosat kann man nicht sehen

Leider kann man nicht erkennen, welche Lebensmittel mit Glyphosat belastet sind. Besonders hoch ist die Gefahr jedoch bei normalem Gemüse und Obst aus dem Supermarkt, besonders wenn es aus Italien oder Spanien kommt. Biogemüse sollte hingegen keine Rückstände aufweisen, da das Herbizid im Biolandbau verboten ist.

In manchen Gegenden ist jedoch das Grundwasser mit Glyphosat und anderen Pestiziden belastet. Generell gelten in der EU Rückstände von Pflanzenschutzmittel bis zu 0,1 Mikrogramm pro Liter als unproblematisch. Man nimmt an, dass von ihnen kein gesundheitliches Risiko ausgeht. Dieser Grenzwert berücksichtigt nicht, dass viele Menschen nicht nur über das Trinkwasser, sondern auch durch den Verzehr von Lebensmitteln und Wein Pflanzenschutzmittel konsumieren. In der ländlichen Region werden einige Anwohner auch belastet, wenn die Mittel auf den Feldern ausgebracht werden.

Übrigens bieten Labore Blutuntersuchungen für Pestizidbelastungen an, insbesondere für Glyphosat. Oft kommt es bei den Ergebnissen zu Überraschungen. Da weisen Personen, die sich vor allem von ökologisch erzeugten Lebensmitteln ernähren, hohe Werte auf. Vielleicht liegt es am Trinkwasser, an einem geliebten Sojaprodukt oder dem Hobbygärtner als Nachbar.

Gefiltertes Wasser

Es gibt spezielle Wasserfilter für den Hausgebrauch, die Pestizide, Schwermetalle, Medikamentenrückstände und Mikroplastik aus dem Leitungswasser entfernen. Verwendet man für Kaffee und Tee oder zum Kochen gefiltertes Wasser, reduziert man das Risko eines gestörten Mikrobioms und eines Leaky Gut.

Selbst-Check

Wie viele Pestizide nehme ich auf?

Ich esse konventionelles (nicht Bio) Obst wie Äpfel, Birnen, Erdbeeren, Kirschen etc.	j	n
Ich trinke ungefiltertes Leitungswasser und verwende es auch für die Zubereitung von Kaffee, Tee und zum Kochen.	j	n
Ich oder meine Nachbarn setzen Pestizide im Garten ein.	j	n
Ich lebe nah an einer landwirtschaftlich genutzten Fläche eines konventionell (nicht Bio) arbeitenden Bauern.	j	n
Ich verzehre konventionelles (nicht Bio) Tiefkühlgemüse.	j	n
Ich esse frisches, konventionell (nicht Bio) hergestelltes Gemüse.	j	n

Je häufiger Sie mit Ja geantwortet haben, umso wahrscheinlicher nehmen Sie zu viele Pestizide auf.

TIPP 23

Magensäureblocker schaden mehr, als dass sie heilen

In Europa leiden etwa 20 Prozent der Bevölkerung an Sodbrennen bzw. Reflux. In den USA sind ca. 44 Prozent der Erwachsenen betroffen. Viele nehmen Magensäureblocker, um die Symptome zu lindern, und zwar dauerhaft. Die Medikamente, auch Protonenhemmer oder umgangssprachlich Magenschutz oder Säureblocker genannt, sind aber für eine dauerhafte Anwendung gar nicht gedacht. Als sie neu auf den Markt kamen, wurde vor Langzeitanwendungen oft gewarnt. Heute empfehlen hingegen viele Ärzte ihren Patienten die dauerhafte Einnahme. Oft werden sie sogar unsachgemäß verschrieben. Außerdem sind viele Präparate mittlerweile rezeptfrei erhältlich. Das erhöht die Anzahl der Personen, die Magensäureblocker über einen viel zu langen Zeitraum einnehmen. Das grundlegende Problem des Refluxes wird durch das Medikament aber gar nicht behoben.

Wirkungsweise des Medikaments

Magensäureblocker wirken in den sogenannten Belegzellen im Magen. Diese Zellen sind für die Produktion von Magensäure verantwortlich. Das Medikament reduziert die Ausschüttung von Protonen. Das sind positiv geladene Teilchen, die normalerweise im Magen mit Chlorid zu Salzsäure reagieren. Magensäure ist übrigens nicht anders als Salzsäure. Geraten weniger Protonen in den Magen, nimmt die Säureproduktion ab, und zwar erheblich! Der maximale Säureausstoß vermindert sich um bis zu 66 Prozent. In einem gesunden Magen liegt der pH-Wert zwischen 1,5 und 3,2. Durch die Einnahme von Magensäureblockern kann er bis auf einen pH-Wert von 5 angehoben werden. Das reduziert zwar den Reflux, führt aber zu jeder Menge Folgeproblemen.

Der Magen ist vor schädlichen Keimen nicht mehr geschützt

Die Salzsäure im Magen tötet normalerweise schädliche Bakterien ab. Verliert sie aufgrund der Magensäureblocker an Säure, nimmt ihre antibakterielle Wirkung ab. Immer mehr schädliche Bakterien überleben und vermehren sich. Außerdem siedeln sich im Magen Bakterien an, die normalerweise in den Dickdarm gehören. Das bringt die Verdauung stark durcheinander.

Die Säure dient auch der Vorverdauung, vor allem von Eiweißen. Ist es im Magen nicht mehr sauer genug, gelangen zu große Eiweißmoleküle in den Dünndarm. Diese großen Partikel können die Enzyme nicht verarbeiten. Sie werden nicht mehr in einzelne Aminosäuren zerlegt. Die Aufnahme lebenswichtiger Aminosäuren nimmt ab.

Enzyme machen schlapp

Verdauungsenzyme im Magen und im Dünndarm benötigen einen gewissen Säuregrad, damit sie richtig funktionieren. Magensäureblocker reduzieren den Säuregrad meist zu stark. Verdauungsenzyme können daraufhin Aminosäuren, Fettsäuren und andere wichtige Nährstoffe nicht mehr aus der Nahrung spalten. Bleiben die Nährstoffe jedoch in den Nahrungspartikeln gebunden, können sie nicht mehr aufgenommen werden. Besonders häufig nimmt die Aufnahme von Eisen, Magnesium, Calcium und Zink sowie von Vitamin D und B_{12} ab. Wer Protonenhemmer langfristig einnimmt, entwickelt daher meist Mineralstoff- und Vitaminmängel. Diese Mängel können schwerwiegende Folgen haben wie Depressionen, Vergesslichkeit, Osteoporose, Verdauungsprobleme, Nervenerkrankungen und vieles mehr.

Nach den Gründen für die Erkrankung suchen

Sodbrennen bzw. Reflux entsteht nicht einfach so. Es gibt Gründe, allerdings können sie vielfältig sein. Mehr dazu in Tipp 41.

TIPP 24

Die dunkle Seite der Antibiotika

Antibiotika töten krankheitserregende Bakterien wie die Erreger von Borreliose, Hirnhaut- oder Blasenentzündungen ab. Oft werden sie auch nach Operationen eingesetzt, da die Gefahr besteht, dass schädliche Bakterien in die Wunden eindringen. Antibiotika – richtig angewandt – retten Menschenleben. Das Medikament kann aber nicht zwischen krankheitserregenden und gesundheitsförderlichen Bakterien unterscheiden. Daher gehen bei jeder Behandlung wertvolle Darmbakterien verloren. Übrigens nützen Antibiotika bei Erkältungskrankheiten meistens nicht, da Schnupfen, Husten und Fieber zum Großteil von Viren und nicht von Bakterien ausgelöst werden.

Artenvielfalt nimmt ab

Durch eine Behandlung mit Antibiotika nimmt die Artenvielfalt an Darmbakterien ab. Das kann zu vielfältigen gesundheitlichen Problemen führen, denn ein gesundes Mikrobiom zeichnet sich durch eine sehr hohe Diversität aus.

Die Gesamtmenge an Bakterien nimmt hingegen nicht unbedingt ab. Einigen Arten macht eine Antibiotikumbehandlung nicht viel aus, wie beispielsweise dem Bakterium *Clostridioides difficile*, welches gesundheitsschädliche Eigenschaften hat. Es vermehrt sich nach einer Antibiotikumbehandlung meist stark. Auch die Anzahl an Bakterien, die gegen Antibiotika resistent sind, nimmt zu.

Enzymtätigkeit verändert sich

Das Mikrobiom beeinflusst natürlicherweise die Enzyme, die Nahrungspartikel aufspalten. Das Aufspalten ist Voraussetzung dafür, dass Aminosäuren, Mineralstoffe und Vitamine vom Darm aufgenommen werden können. Verändert sich das Mikrobiom, verändert sich auch die Enzymtätigkeit.

Gut erforscht ist dieser Effekt allerdings noch nicht, da er sehr komplex ist.

Veränderte Insulin-Sensitivität

Veränderungen im Mikrobiom durch Antibiotika reduzieren die Sensitivität der Zellen gegenüber dem Hormon Insulin. Schon lange ist bekannt, dass die häufige Einnahme von Antibiotika das Diabetesrisiko erhöht. Die verringerte Insulinsensitivität spielt hierbei eine Rolle.

Säuglinge reagieren besonders empfindlich

Müssen Kleinkinder oder Säuglinge mit Antibiotika behandelt werden, ist besondere Vorsicht geboten. Später im Leben leiden sie vermehrt an Asthma, Neurodermitis und anderen Allergien und sie haben ein erhöhtes Risiko, an einem Reizdarmsyndrom zu erkranken. Bei ihnen treten vermehrt neurologische Erkrankungen wie ADHS und Autismus auf. Außerdem neigen sie eher zu Übergewicht als Kinder, die als Säugling nicht mit Antibiotika behandelt wurden.

Das Mikrobiom der Kleinen entwickelt sich erst. Daher wirken Antibiotika bei ihnen besonders zerstörerisch. Leichtfertig sollten Säuglinge daher kein Antibiotikum erhalten. Oft genug geht es aber ums Überleben. Dann sollte auf das wirkungsvolle Medikament nicht verzichtet werden. Es gibt spezielle Probiotika für Säuglinge, die man ihnen während und nach einer Antibiotikumbehandlung geben kann. Auch sollte möglichst lange gestillt werden, denn die Muttermilch fördert den Aufbau eines gesunden Mikrobioms. Besonders wenn die Mutter auf die Gesundheit ihres Darms achtet. Fängt das Kind an zu essen, sollte es keinen Zucker und keine Weißmehlprodukte erhalten, dafür aber viel Gemüse. Wenn ein Kind nichts anderes kennt, isst es das Gemüse auch.[26]

Antibiotika in der Masttierhaltung

Die Verwendung von Antibiotika in der konventionellen Landwirtschaft ist weitverbreitet. Zu viele Tiere leben auf zu engem Raum. Sie sind psychisch gestresst. Das beeinträchtigt die Leistungsfähigkeit ihres Immunsystems. Bakterielle Infektionen breiten sich in Mastbetrieben rasend schnell aus. Einerseits, weil die Tiere viel zu eng miteinander leben, und andererseits, weil sie ein schlechtes Immunsystem haben. Ohne Antibiotika ist diese Form der Tierhaltung nicht möglich.

Eine gewisse Zeit vor der Schlachtung dürfen die Tiere keine weiteren Antibiotika erhalten, damit sich keine Wirkstoffe mehr im Fleisch befinden. Laut Nicola Evans, einer Wissenschaftlerin vom King´s College in London, besteht keine Gefahr, dass sich das menschliche Mikrobiom durch den Verzehr von Fleisch verändert, welches von Tieren stammt, die mit Antibiotika behandelt wurden.[27]

Gesund ist das Fleisch trotzdem nicht. Es stammt von kranken, gestressten Tieren. Viele Entzündungsstoffe sind erhöht. Sie können auch im Menschen zur chronischen Entzündungsreaktionen beitragen. Besser ist Fleisch von ungestressten Tieren, die viel Platz haben und nur im Ausnahmefall mit Antibiotika behandelt werden. Den meisten Platz und garantiert keinen Kontakt mit Antibiotika haben Wildschweine, Damm-, Reh- und Rotwild. In der ökologischen Landwirtschaft müssen Landwirte für ausreichenden Platz für Rinder, Schweine und Hühner sorgen.

PRAXISTIPP !

Probiotika während und nach einer Antibiotikum-Therapie einnehmen

Manchmal kommt man um eine Therapie mit Antibiotika nicht herum. Dann ist es gut, bereits während der Behandlung zusätzlich lebende Darmbakterien einzunehmen, sogenannte Probiotika. Besonders hilfreich sind Präparate, die die Arzneihefe *Saccharomyces boulardii* enthalten. Nebenwirkungen wie Durchfall werden dadurch ebenfalls reduziert.

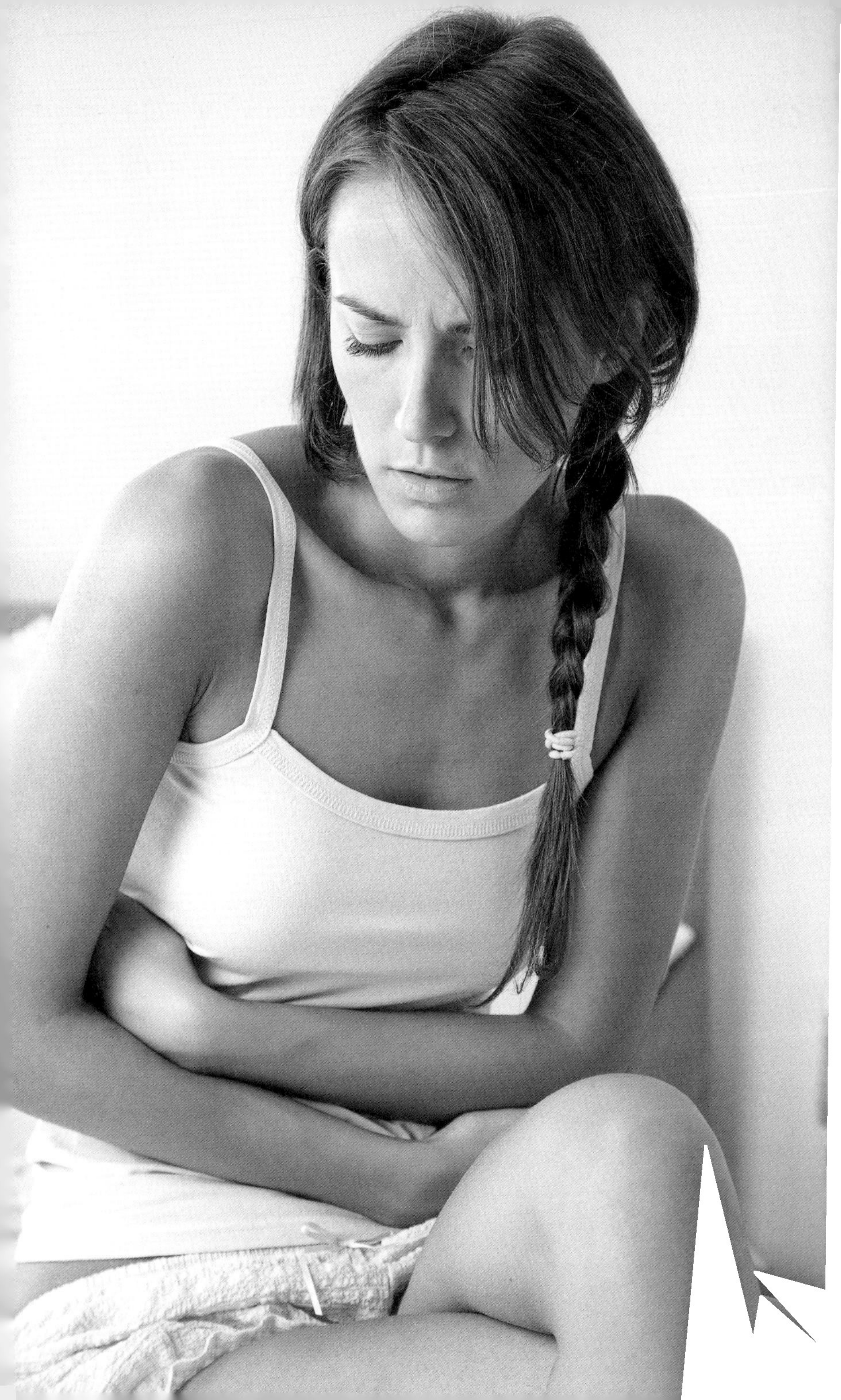

Darm-
erkrankungen erkennen und heilen

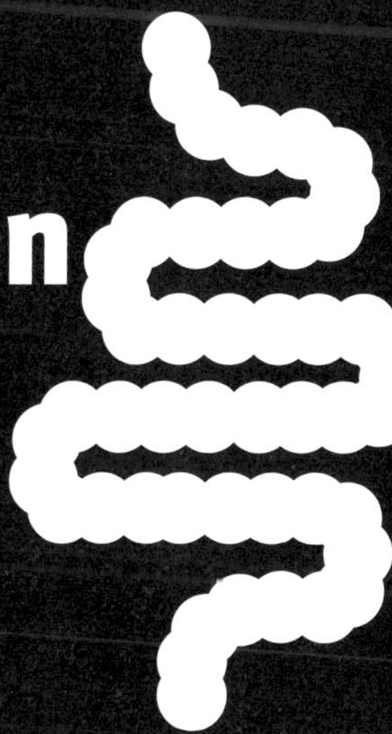

Einige Darmerkrankungen sind offensichtlich. Da schmerzt oder drückt es. An leichten chronischen Darmentzündungen und einem Leaky Gut leiden jedoch viele, die davon gar nichts ahnen. Nicht gut! Diese Probleme sollten Sie erkennen und heilen. So beugen Sie schwerwiegenderen chronischen Krankheiten vor.

TIPP 25

Leaky Gut aufspüren

Die Löcher in einem undichten Darm sind mikroskopisch klein, aber groß genug, dass Stoffe vom Darm in die Blutbahn wandern können, die dort nicht hingehören. Diese Stoffe werden zur Diagnose des Leaky Gut im Blut genutzt. Seit Jahren werden unterschiedliche Parameter diskutiert, die alle ihre Vor- und Nachteile haben.

Ein verräterisches Protein

Der aktuell am besten geeignete Marker zur Diagnose eines Leaky Gut ist I-FABP (*Intestinal-fatty acid binding protein*). Das Protein kommt nur in Darmzellen vor. So etwas ist selten. Die meisten Proteine oder Enzyme kommen in einer ganzen Reihe verschiedener Zellen vor. I-FABP wird nur freigesetzt und gelangt in den Blutkreislauf, wenn Darmzellen beschädigt sind. Das ist bei einem Leaky Gut der Fall. Daher eignet sich das Protein als Marker sehr gut.

Leaky Gut hat viele Ursachen

Der Marker ist auch nach körperlichem Stress, wie er bei extremsportlicher Belastung auftritt, im Blut nachweisbar. Denn Extremsport führt zu kurzzeitigem Leaky Gut mit beschädigten Darmzellen. Nach der extremen körperlichen Belastung erholt sich die Darmschleimhaut jedoch wieder. Belastungen mit giftigen Metallen sowie Antibiotikabehandlungen lassen den Darm ebenfalls undicht werden. Eine Glutensensitivität führt ebenfalls zu einem Leaky Gut. I-FABP wird nachweisbar. Außerdem zeigen Personen, die an entzündlichen Darmerkrankungen oder an Depressionen leiden, erhöhte I-FABP-Werte.

Ausmaß der Erkrankung und Heilungsprozess

Der Marker eignet sich auch zur Einschätzung des Ausmaßes der Durchlässigkeit. Je höher die I-FABP-Werte, umso mehr Stoffe gelangen in den Körper, die dort nicht hingehören.

Die Blutuntersuchung eignet sich zudem für die Beobachtung des Heilungsprozesses. I-FABP wird von den Nieren zeitnah ausgeschieden. Sinkende Werte weisen auf das Gesunden der Darmschleimhaut hin.

Weitere verwendete Marker

Oft wird neben I-FABP auch Zonulin im Blut gemessen. Das Protein wird von den Darmzellen freigesetzt, wenn Tight Junctions beschädigt werden. Die Messung des Zonulins kann jedoch widersprüchliche Ergebnisse liefern. Stark geschädigte Zellen, wie sie bei chronischen Darmentzündungen vorkommen, setzen kein Zonulin mehr frei. Daher eignet sich dieser Maker eher, um beginnende Darmentzündungen festzustellen. Hat sich die Erkrankung bereits manifestiert, werden niedrige Werte festgestellt, trotz hoher Durchlässigkeit.[28]

PRAXISTIPP

Laboruntersuchung Leaky Gut

Lassen Sie I-FABP in einem Labor untersuchen.

Die Analyse kostet etwa 35 Euro.

Ihr Wert sollte unter 1827 pg/ml liegen.

TIPP 26

Allergie, Sensitivität oder Intoleranz?

Nahrung stellt das Immunsystem vor eine enorme Herausforderung. Obwohl es sich um körperfremde Stoffe handelt, darf es auf sie nicht reagieren. Oder besser gesagt, sollte das Immunsystem nicht auf sie reagieren, was oft genug dennoch der Fall ist.

Viele Menschen kennen nur Lebensmittelallergien und -intoleranzen, Erdnüsse, die zu Asthmaanfällen führen, oder schwere allergische Reaktionen nach dem Verzehr von Meeresfrüchten. Eine Laktoseintoleranz ist ebenfalls vielen geläufig. Der Körper reagiert jedoch auf weiteren Wegen, die ebenfalls beachtet werden sollten.

Wenn Lebensmittel das Immunsystem aktivieren

Es ist ganz normal, dass Proteine aus Nüssen, Milch, Soja, Hühnereiern oder Fisch vom Darm durch die Schleimhaut in das darunter liegende Bindegewebe und dann in den Blutkreislauf transportiert werden. Liegen jedoch Lebensmittelallergien vor, passiert folgendes: Im Bindegewebe und im Blutkreislauf kommen Zellen des Immunsystem mit den Nahrungsproteinen in Kontakt. Sie halten sie aber nicht für harmlos, sondern für schädliche Fremdstoffe. Sie reagieren auf sie, als ob es sich um Viren oder Bakterien handeln würde. Es kann zu heftigen Reaktionen mit Atemnot und Schwellungen kommen.

Lebensmittelsensitivitäten führen zu einem Leaky Gut

Neben Lebensmittelallergien gibt es weitere Reaktionen, die oft nicht diagnostiziert werden. Die Symptome treten häufig erst Stunden oder Tage nach dem Verzehr der Lebensmittel auf. Auch sind die Symptome häufig diffuser, von Blähungen über Kopfschmerzen, Verdauungsproblemen, allgemeinem Unwohlsein und Hautproblemen ist alles dabei. Viele Menschen halten ihren nicht ganz optimalen Körperzustand für normal. Viele wissen auch nicht, dass gängige Lebensmittel zu solchen körperlichen Reaktionen führen können. Oft bleiben Lebensmittelsensitivitäten ein Leben lang unentdeckt.

Bei Lebensmittelsensitivitäten kommt es direkt im Darm zu Entzündungsreaktionen, wodurch die Darmwand angegriffen wird und ein Leaky Gut entsteht. Das löst wiederum chronische Entzündungsreaktionen im gesamten Körper aus.

Intoleranzen sind Folgeerscheinungen eines bereits kranken Darms

Nahrungsmittelintoleranzen entstehen hingegen oft erst infolge chronischer Entzündungsprozesse im Darm. Wichtige Enzyme wie Laktase zum Abbau von Milchzucker oder Diaminooxidase zum Abbau von Histamin werden in den Darmzellen synthetisiert. Sind die Zellen aber durch zu viele gesundheitsschädliche Bakterien oder durch chronische Entzündungen zu sehr beschädigt, können sie diese Enzyme nicht mehr in ausreichender Menge herstellen. Laktose, Histamin oder andere Substanzen werden nicht mehr zersetzt, es kommt zu den Intoleranzen. Sobald es dem Darm wieder besser geht, verschwinden diese übrigens wieder.

Anders ist es bei einer Fructoseintoleranz. Sie ist immer genetisch bedingt. Leider bezeichnen selbst Ärzte Aufnahmeprobleme von Fructose als Fructoseintoleranz. Das ist jedoch nicht korrekt. Eine Fruktosemalabsorption sollte jedoch ernst genommen werden. Sie führt häufig zu einer Minderung der Tryptophanaufnahme aus dem Darm.

Auch bei diffusen Beschwerden auf die Suche gehen

Wer an chronischen Magen-Darm-Beschwerden oder anderen chronischen Erkrankungen leidet, sollte Lebensmittel als Auslöser seiner Beschwerden in Betracht ziehen. Wichtig ist das vor allem für Migränepatienten, Personen mit chronischen Kopfschmerzen oder Hautproblemen sowie Menschen, die zu Depressionen neigen.

Wie unterscheiden sich Allergie, Sensitivität und Intoleranz?

	Allergie	Sensitivität	Intoleranz
Beteiligung des Immunsystems	Aktivierung bestimmter IgE-Antikörper	Aktivierung allergenspezifischer T-Lymphozyten (weiße Blutkörperchen). Aktivierung bestimmter IgG-Antikörper	Keine Reaktion des Immunsystems
typische Nahrungsmittel	Erdnüsse, Haselnüsse, Krustentiere, Sesam, Soja, Weizen, Eier, Kuhmilch	Kann sehr viele Lebensmittel betreffen. Die häufigsten sind Kuhmilch, Eier, Weizen, Roggen, Mais, Dinkel, Kartoffeln, Sellerie, Tomaten, Äpfel, Hefe	Die häufigsten sind: Kuhmilch (Laktoseintoleranz), Früchte (Fructoseintoleranz), histaminhaltige Lebensmittel wie Fleisch, Fisch, Käse, fermentierte Lebensmittel (Histaminintoleranz)
typische Symptome	Asthma, Nesselsucht, Schwellungen in Mund und Rachen, Schluckbeschwerden, Übelkeit, Erbrechen bis hin zum anaphylaktischen Schock	Blähungen, Magenschmerzen, Kopfschmerzen, chronisch weicher Stuhl, Migräne, Gelenkschmerzen, Hautprobleme, allgemeines Unwohlsein, Depressionen, Schlafprobleme, Allergien	Hautrötungen, Juckreiz, Verdauungsbeschwerden, Schwindel, Herzrasen, chronischer Schnupfen, Migräne
Auftreten der Symptome	Minuten bis wenige Stunden nach dem Verzehr	Ca. 48 – 72 Stunden nach dem Verzehr	Zwischen 30 Minuten und 48 Stunden nach dem Verzehr
Nahrungsmenge für eine Reaktion	Minimal	Abhängig vom Schweregrad der Sensitivität	Abhängig von der Menge konsumierter Lebensmittel

Allergie, Intoleranz oder Sensitivität?

TIPP 27

Test auf Lebensmittelallergien

Es gibt verschiedene Möglichkeiten, Lebensmittelallergien festzustellen. Meist ist dies eine Frage der Reihenfolge und der Kosten. Zur ersten groben Feststellung von Lebensmittelallergien wird meist ein Test auf der Hautoberfläche durchgeführt. Zeigt dieses Verfahren eine allergische Reaktion auf, kann mithilfe eines Bluttests gezielter nach problematischen Lebensmitteln gesucht werden.

Pricktest auf der Hautoberfläche

»Prick« bedeutet »stechen« und genau das passiert während dieses Tests. Der Arzt tröpfelt zunächst allergenhaltige Lösungen auf die Haut. Oft wird die Innenseite des Unterarms gewählt. Dann verletzt er mit einer Nadel die darunterliegende Haut, sodass die Lösung eindringt. Nach 15 bis 20 Minuten werden die Einstiche untersucht. Überall dort, wo sich Quaddeln gebildet haben und die Haut gerötet ist, reagiert der Körper auf die Substanz allergisch. Je größer die Quaddel, umso heftiger ist die Allergie.

Bluttest

Um gezielt festzustellen, ob eine Allergie auf ein bestimmtes Lebensmittel besteht, bieten sich spezielle IgE-Untersuchungen an. IgEs sind bestimmte Antikörper. Sie werden bei Personen, die an Lebensmittelallergien leiden aktiv, wenn sie bestimmte Nahrungsmittel verzehren. Sie sind im Blut nachweisbar.

TIPP 28

Sensitivitäten testen lassen

Lebensmittelsensitivitäten sind weitverbreitet. Jeder, der an irgendwelchen Arten von Unwohlsein, seien es Kopf- oder Gelenkschmerzen, chronisch weichem oder zu festem Stuhl, Schlafproblemen, Stimmungsschwankungen, Übergewicht oder Hautproblemen leidet, sollte Lebensmittelsensitivitäten in Betracht ziehen.

Sensitivitäten ernst nehmen

Lebensmittelsensitivitäten führen zu bestimmten Reaktionen des Immunsystems. Nimmt man ständig Nahrung zu sich, die das Immunsystem aktivieren, kommt es zu leichten chronischen Entzündungsreaktionen. Sie können wiederum zu vielen verschiedenen Symptomen und Erkrankungen führen.

Die Reaktionen des Immunsystems lassen zudem den Cortisolspiegel ansteigen. Hohe Cortisolwerte tragen wiederum zu Schlafproblemen bei. Cortisol ist zudem einer der wichtigsten Gegenspieler von Insulin. Durch chronisch erhöhtes Cortisol reagieren Zellen immer schlechter auf Insulin. Die Gefahr nimmt zu, eine Insulinresistenz und Übergewicht zu entwickeln.

Nahrungsmittel können den Darm schädigen

Die entzündlichen Reaktionen auf bestimmte Nahrungsproteine finden zum Teil bereits im Darm statt. Daher können Lebensmittelsensitivitäten zu einem Leaky Gut führen, oder einen Leaky Gut verstärken.

Einen Leaky Gut spürt man oft nicht direkt. Wer jedoch an Ekzemen der Haut, an Gelenk- oder Kopfschmerzen, an Migräne, Depressionen, Schlafstörungen oder Allergien leidet, oder sich insgesamt unwohl fühlt, sollte auf jeden Fall einen Leaky Gut sowie Lebensmittelsensitivitäten in Betracht ziehen.

PRAXISTIPP

Bluttest auf Lebensmittelsensitivitäten

Mittlerweile bieten einige Labore Tests an, mit denen Lebensmittelsensitivitäten aufgespürt werden können. Hierbei gibt es unterschiedliche Verfahren. Entweder werden IgG-Antikörper oder spezifische T-Lymphozyten gemessen.

- Fragen Sie in einem Labor in Ihrer Nähe nach, ob es diese Leistung anbietet.
- Informieren Sie sich im Vorfeld, wie das Labor die Sensitivitäten misst.
- Lassen Sie sich die Kosten für diese Untersuchung nennen, um spätere böse Überraschungen zu vemeiden.
- Meiden Sie Lebensmittel, auf die sie sensitiv reagieren.

TIPP 29

Lebensmittelsensitivitäten selbst aufspüren

Mit einer sogenannten Eliminierungsdiät kann man auch ohne eine Blutuntersuchung Lebensmittelsensitivitäten auf die Spur kommen. Man sollte sich einige Wochen bis Monate Zeit hierfür nehmen. Es lohnt sich! Wer die für sich schädlichen Lebensmittel herausfindet und sie fortan nicht mehr verzehrt, steigert die eigene Energie und das eigene Konzentrationsvermögen. Auch können chronische Krankheiten verschwinden. Das Leben fühlt sich einfach besser an.

Der Ablauf

Eine Eliminierungsdiät besteht aus zwei Phasen: aus der Eliminierung potenziell problematischer Lebensmittel und der Wiedereinführung. Die Eliminierung sollte drei Wochen dauern. Während dieser Zeit werden nur ganz bestimmte Lebensmittel, vorwiegend Gemüse und hochwertiges Fleisch, Geflügel und Fisch verzehrt. Potenziell problematische Lebensmittel werden weggelassen. Dazu zählen alle Getreideprodukte, Eier, Milchprodukte, Hülsenfrüchte, Zitrusfrüchte, Hefe, Nüsse, Samen, alles Zuckerhaltige und Nachtschattengewächse, wie z. B. Tomaten, Auberginen, Paprika, Chili und Kartoffeln. Gemüse, die zu den Nachtschattengewächsen zählen, enthalten Lektine. Das sind Stoffe, mit denen sich Pflanzen gegen Fressfeinde schützen. Für Insekten und andere kleine Lebewesen werden sie ungenießbar. Lektine reduzieren wie Gluten die Barrierefunktion des Darms.

Das ist natürlich nicht ganz einfach für jemanden, der bis zum Beginn der Eliminierungsdiät täglich Brot, Nudeln oder Süßigkeiten gegessen hat. Die meisten Menschen leiden heute an einer Kohlenhydratabhängigkeit, ohne es zu wissen. Wahrscheinlich wird es daher während der Eliminierungsphase zu Entzugserscheinungen kommen. Sie können Ähnlichkeiten mit denen eines Alkoholentzugs haben. Es kann zu schlechter Laune und Kopfschmerzen, zu Muskelschmerzen, Herzrasen und Schlafproblemen kommen. Auch Heißhungerattacken auf Süßes können vorkommen. Einfacher ist eine Eliminierungsdiät für diejenigen, die bereits Low Carb leben.

Nach den drei Wochen Eliminierung werden gezielt einzelne Nahrungsmittel getestet, indem man sie an einem Tag mehrmals verzehrt und danach intensive Selbstbeobachtungen durchführt.

Lebensmittel während der Eliminierungsphase

Folgende Lebensmittel können während der Eliminierungsphase verzehrt werden:

Gemüse:

- Artischocken
- Asia-Salate
- Avocados
- Blumenkohl
- Brokkoli
- Chinakohl
- Erbsen
- Fenchel
- Grüne Bohnen
- Grünkohl
- Gurken
- Karotten
- Kürbis
- Lauch
- Mairübchen
- Mangold
- Oliven
- Pack Choi
- Rettich
- Rosenkohl
- Rote Bete
- Salat
- Sellerie
- Spargel
- Spinat
- Stangensellerie
- Süßkartoffeln
- Weiß- und Rotkohl
- Wirsing
- Zucchini
- Zwiebeln

Reine Fette:

- Butter
- Butterschmalz (Ghee)
- Olivenöl

Proteinquellen:

- Geflügel aus ökologischer Landwirtschaft
- nicht schwermetallbelastete Seefische wie Sardelle, Sardine und Hering oder Forelle, Karpfen sowie Lachs aus ökologischer Aquakultur
- Rind und Lamm aus ökologischer Landwirtschaft

- Whey-Protein (Molkeneiweiß) von Rindern aus Weidehaltung
- Wild

Getränke:

- gefiltertes Leitungswasser
- grüner Tee
- Mineralwasser aus Glasflaschen
- schwarzer Kaffee
- Wasser mit einem Schuss Zitronen- oder Limonensaft

Süßes:

- reiner Honig (in geringen Mengen)
- heimisches Obst
- heimische Beeren[29]

Obwohl in der Eliminierungsphase fast alle Gemüsesorten und viele Obstsorten »erlaubt« sind, sollte man berücksichtigen, dass Sensitivitäten auch gegenüber Gemüse und Obst auftreten können. Besonders häufig werden Reaktionen gegenüber Karotten, Kartoffeln, Sellerie, Spinat, Tomaten, Paprika, Äpfeln, Pfirsichen, Apfelsinen und Kiwis festgestellt.[30]

Die Wiedereinführung

Nach drei Wochen exakter Eliminierungsdiät beginnt man, einzelne Lebensmittel zu testen. Wichtig ist es, sie in so reiner Form wie möglich zu testen. Eine Pizza eignet sich daher nicht. Mit ihr würde man auf einen Schlag Getreide, Hefe, Tomaten und Milchprodukte zu sich nehmen. Stattdessen sollte man die Lebensmittel einzeln testen. Bei vielen ist das möglich, bei Bäcker- oder Brauereihefe jedoch nicht.

Die wiedereingeführten Lebensmittel sollten an einem Tag zwei- bis dreimal in normalen Portionsgrößen verzehrt werden. Anschließend beobachtet man 48 bis 72 Stunden seinen Körper und seine Emotionen. Verändert sich die Verdauung? Treten Hautprobleme oder Gelenkschmerzen auf? Fühlt man sich müder als an den Tagen zuvor? Wie gut kann man schlafen? Wie ist die Stimmung? Sind keine Symptome feststellbar, kann man das Lebensmittel weiterhin genießen. Treten hingegen negative Veränderungen auf, sollte man es meiden. Alle drei Tage kann ein weiteres Nahrungsmittel auf diese Weise getestet werden.

TIPP 30

Lebensmittelintoleranzen feststellen

Mit Ausnahme von Zöliakie, der Unverträglichkeit von Gluten, und der genetisch bedingten Laktoseunverträglichkeit sind die meisten Intoleranzen keine eigenständigen Beschwerden. Sie sind die Folge eines angegriffenen Darms. Fehlbesiedelungen mit schädlichen Bakterien und Hefen, unentdeckte Lebensmittelsensitivitäten, Gluten, Zucker, Alkohol, Nikotin und psychischer Stress setzen der Darmschleimhaut zu. Daraufhin werden einige Verdauungsenzyme nur noch in geringeren Mengen gebildet. Enzyme, die normalerweise Laktose, Histamin oder andere Stoffe zerkleinern. Die Folge sind Lebensmittelintoleranzen.

Laktoseintoleranz

Milchprodukte enthalten Laktose, das ist nichts anderes als Milchzucker. Zur Verdauung wird das Enzym Laktase benötigt, welches normalerweise in den Zellen der Darmschleimhaut gebildet wird. Bei einigen Menschen bildet sich zu wenig Laktase. Das kann genetische Gründe haben oder an einer angegriffenen Darmschleimhaut liegen.

Wird Laktose im Dünndarm nicht verdaut, gerät sie in den Dickdarm. Dort wird sie von Bakterien zersetzt, wobei unter anderem Milchsäure, Wasserstoff und Kohlendioxid entstehen. Die beiden zuletzt genannten Gase führen zu den typischen Blähungen und Bauchschmerzen. Die Milchsäure ist zudem »wasserziehend«. Bei einer erhöhten Milchsäurekonzentration strömt daher vermehrt Flüssigkeit in den Darm, es kommt zu Durchfall bzw. sehr weichem Stuhl. Aber auch Verstopfung kann durch Laktoseintoleranz entstehen, dann nämlich, wenn bestimmte Methan produzierende Bakterien den Milchzucker zersetzen. Methan verlangsamt die Darmtätigkeit.

Primäre Laktoseintoleranz

Bei Neugeborenen läuft die Laktaseproduktion auf Hochtouren. Sie brauchen das Enzym, da Muttermilch viel Laktose enthält. Nach dem Abstillen stellen in der Regel die Zellen der Darmschleimhaut weniger Laktase her. Wie stark die Laktaseproduktion abnimmt, ist genetisch determiniert. Bei den meisten Afrikanern und Asiaten nimmt sie stärker ab als bei Europäern. Viele Afrikaner und Asiaten vertragen als Erwachsene keine Milchprodukte mehr, sie leiden an einer sogenannten primären Laktoseintoleranz. Europäer sind davon nicht so häufig betroffen. Bei ihnen ist meist eine angegriffene Darmschleimhaut der Grund für das Problem. Man spricht auch von sekundärer Laktoseintoleranz.

Sekundäre Laktoseintoleranz

Die Symptome einer sekundären Laktoseintoleranz sind mit denen einer primären identisch. Sie können bereits im Kindes- und Jugendalter auftreten. Da sie immer mit gesundheitsschädlichen Veränderungen im Darm einhergeht, ist eine diagnostizierte Laktoseintoleranz ein gutes Warnsignal. Im Darm stimmt etwas nicht. Betroffene sollten daher nicht nur einfach Milchprodukte meiden, sondern sich vor allem um die Heilung ihres Darms kümmern. Eine sekundäre Laktoseintoleranz verschwindet wieder, sobald der Darm gesund ist.[31]

Histaminintoleranz

Viele verschiedene Lebensmittel enthalten Histamin. Das Hormon wird aber auch von einigen gesundheitsschädlichen Bakterien im Darm erzeugt. Außerdem ist es an allergischen Reaktionen beteiligt. Normalerweise stellen die Zellen der Darmschleimhaut ein Enzym zum Abbau des Histamins her. Das Enzym heißt Diaminooxidase, kurz DAO. Sind die Zellen der Darmschleimhaut allerdings stark angegriffen, können sie kein DAO mehr herstellen oder sie tun es nicht mehr in ausreichender Menge. Zudem benötigt DAO bestimmte Cofaktoren, damit es funktioniert. Zu ihnen zählen Zink, Kupfer, Magnesium, Vitamin B_6 und Vitamin C. Fehlen diese Nährstoffe, kann es ebenfalls zu einer Histaminintoleranz kommen. Außerdem hemmt Alkohol die DAO-Herstellung.

Betroffene reagieren nach dem Verzehr histaminhaltiger Lebensmittel mit Hautrötungen, Übelkeit, Kopfschmerzen, Hitzegefühl, Atemnot, Durchfall, Juckreiz, Bluthochdruck oder Darmentzündungen. Besonders histaminhaltig sind Lebensmittel, bei deren Herstellung Mikroorganismen involviert sind, wie beispielsweise Käse, Sauerkraut und Wein. Allerdings steigt auch der Histamingehalt proteinhaltiger Lebensmittel wie Fleisch, Geflügel und Fisch, wenn sie länger gelagert werden.

Die DAO-Synthese im Dünndarm nimmt auch während der Einnahme einiger Medikamente ab. Dazu zählen Mittel gegen Bluthochdruck, Rheuma, Asthma, Schmerzen, Depression und einige mehr. Im Internet gibt es dazu ausführliche Listen.

Primäre Histaminintoleranz

Sehr selten ist eine Histaminintoleranz genetisch bedingt, man nennt sie primär. Es gibt spezielle Blutuntersuchungen, um eine primäre Histaminintoleranz nachzuweisen.

Sekundäre Histaminintoleranz

Meistens wird eine Histaminintoleranz durch eine angegriffene Darmschleimhaut zusammen mit einem Mangel an Nährstoffen hervorgerufen. Diagnostiziert wird sie mit einer Messung der DAO-Konzentration im Blut. Dies ist möglich, da DAO ständig aus dem Darm ans Blut abgegeben wird. Außerdem müssen typische Symptome vorhanden sein.

Werden die Beschwerden durch Medikamente hervorgerufen, spricht man ebenfalls von einer sekundären Histaminintoleranz.

Mit der Heilung des Darms sind die Zellen der Darmschleimhaut wieder in der Lage, DAO in ausreichender Menge herzustellen. Mit dem Füllen von Nährstofflücken kann DAO wieder aktiviert werden. Eine sekundäre Histaminintoleranz ist daher reversibel.[32]

TIPP 31

Kuhmilch macht häufig Probleme

Kuhmilchprodukte, vor allem von Tieren aus konventioneller Haltung, bereiten eine Vielzahl gesundheitlicher Probleme. Oft assoziieren Betroffene ihre Beschwerden aber nicht mit ihrem Milchkonsum.

Allergien, Akne, Menstruationsbeschwerden

Der Verzehr von Milch, Käse, Sahne und Joghurt erhöht das Risiko, an Allergien zu erkranken, vor allem an Neurodermitis. Aber auch Akne, Reizdarmsyndrom und eine Dysbalance des Mikrobioms können durch Milchprodukte ausgelöst werden. Kuhmilch kann sogar Menstruationsbeschwerden verstärken und den Hormonhaushalt durcheinanderbringen. Selbst das Krebsrisiko steigt durch den Konsum von Supermarktmilch. Insbesondere gilt das für Prostata-, Eierstock- und Gebärmutterkrebs.

Lange Zeit wurde uns vermittelt, dass Milch gesund ist, dass sie zur Stärkung der Knochen beiträgt und zu einer gesunden Ernährung dazugehört. Mittlerweile gibt es gegenteilige Studien. Es wurde sogar eine Zunahme an Knochenbrüchen mit zunehmendem Milchkonsum festgestellt.

Viele der gesundheitsschädlichen Wirkungen beruhen aber nicht auf Kuhmilch an sich. Das Problem ist vielmehr die heutige Art ihrer Erzeugung. Das hat mehrere Gründe.

Hochgezüchtete Milchkühe

Der Großteil der Milchkühe in Europa zählt zur Rasse der Holstein-Friesian-Kuh. Sie bringt besonders hohe Milcherträge. Bei der Zucht der Tiere hat sich die Zusammensetzung des Milcheiweißes Casein verändert. Natürlicherweise kommt in Kuhmilch Casein in zwei Formen vor, A1-Beta-Casein und A2-Beta-Casein. Durch die Züchtung hat der Anteil an A1-Beta-Casein stark zugenommen. Diese Form von Casein wirkt jedoch entzündungsfördernd und trägt zur Entstehung von Akne, Allergien, Krebs und anderen chronischen Erkrankungen bei. A2-Beta-Casein hat hingegen keine entzündungsfördernde Wirkung. In Ziegen- und Schafskäse ist nur A2-Beta-Casein enthalten und wird daher von vielen besser vertragen.

Problematische Tierhaltung

In der konventionellen Haltung stehen viele Milchkühe nur im Stall. Sie leiden an Bewegungsmangel, was bei ihnen genauso zu chronischen Entzündungsreaktionen führt wie beim Menschen. Anstelle von Gras werden sie mit Soja oder Mais gefüttert. Das ist keine artgerechte Haltung, sie macht die Kühe krank. Behandelt werden sie mit Antibiotika. All das führt zu Dauerstress. Konsumiert man Milch, Joghurt oder Käse von kranken Tieren, wirkt sich das negativ auf die eigene Gesundheit aus.

Kuhmilch ist kein essenzielles Nahrungsmittel

Die meisten Menschen brauchen keine Milchprodukte für eine ausgeglichene Ernährung. In weiten Teilen Asiens und Afrikas sind Milchprodukte kein Bestandteil der traditionellen Ernährung.

Aber nicht jeder muss auf Milch verzichten. Wenn keine Laktoseintoleranz, keine Milchallergie und keine Milchsensitivität vorliegen, kann man ruhig Kuhmilch, Joghurt, Quark, Sahne und Käse konsumieren. Allerdings sollten die Produkte aus der ökologischen Landwirtschaft stammen. Tiere werden dort artgerechter gehalten.

Einige Menschen vertragen Schafs- und Ziegenmilchprodukte besser als Produkte aus Kuhmilch. Das kann man durch Ausprobieren und Beobachten herausfinden.[33]

Allerdings sollten Milchprodukte in Maßen konsumiert werden. Einer schwedischen Studie zufolge erhöht der Konsum von drei oder mehr Gläsern Milch pro Tag die Sterblichkeit. Wurde weniger als ein Glas Milch pro Tag getrunken, gab es den Effekt nicht. Hinsichtlich der Knochenbrüche zeigten sich keine Unterschiede. Sie brachen bei denen, die viel Milch tranken genauso häufig, wie bei denen, die es nicht taten.[34]

Selbst-Check

Vertrage ich Kuhmilch und andere Kuhmilchprodukte?

	j	n
Ich habe Akne.	j	n
Ich leide an Neurodermitis.	j	n
Ich habe häufig Kopfschmerzen oder Migräne.	j	n
Ich leide an Blähungen.	j	n
Ich habe häufig weichen Stuhl.	j	n
Ich habe Psoriasis.	j	n
Ich leide an Asthma.	j	n
Auf meiner Haut bilden sich winzige Pickelchen (Reibeisenhaut bzw. Keratosis pilaris).	j	n
Ich leide an einer Autoimmunerkrankung.	j	n
Ich habe starke Menstruationsbeschwerden.	j	n
Ich leide an Heuschnupfen oder anderen Allergien.	j	n
Mein Immunsystem ist schlecht.	j	n

Je häufiger Sie mit Ja geantwortet haben, umso wahrscheinlicher vertragen Sie Kuhmilch nicht gut.

TIPP **32**

Einen wichtigen Immunmarker nutzen

Sekretorisches Immunglobulin A, kurz sIgA, ist einer der wichtigsten Antikörper im Darm. Den Beinamen »sekretorisch« trägt dieses Immunglobulin, weil es von den Zellen der Darmschleimhaut hergestellt und dann in den Mukus abgegeben wird. Der Mukus ist ein Sekret. Die Fähigkeit des Mukus, Bakterien und andere schädliche Stoffe zu beseitigen, liegt vor allem an dem Vorhandensein des Antikörpers. In einem gesunden Darm wird sIgA kontinuierlich gebildet. Bestimmte Darmbakterien können seine Herstellung sogar zusätzlich anregen. Die Menge ist erstaunlich, im Darm eines gesunden Menschen entstehen täglich ungefähr vier Gramm dieses wichtigen Antikörpers.

sIgA beeinflusst die Zusammensetzung des Mikrobioms

Der Antikörper bekämpft nicht nur Krankheitserreger und Fremdstoffe, sondern hält auch gesundheitsschädliche Darmbakterien in Schach. Dadurch können sich gesundheitsfördernde Bakterien leichter vermehren. Somit trägt sIgA dazu bei, dass sich ein gesundes Gleichgewicht zwischen den verschiedenen Bakterienarten einstellt.[35]

sIgA macht stark gegen Infektionen

Hohe sIgA-Konzentrationen schützen vor allem die Schleimhäute vor dem Eindringen von Krankheitserregern. Nicht nur im Darm, sondern auch in den Atemwegen, der Lunge und dem Mund. Wissenschaftler aus Japan haben eine Korrelation zwischen hohen sIgA-Werten und geringem Risiko, an COVID zu erkranken, festgestellt. Sie nehmen an, dass ein gesunder Darm einen guten Schutz gegen SARS-CoV-2-Viren darstellt.[36]

Stress reduziert die Produktion von sIgA

Die Psyche und die Darmgesundheit sind eng miteinander verbunden. Unter anderem nimmt die Produktion von sIgA bei akutem wie auch bei chronischem Stress ab. Dadurch wird der Darm anfälliger gegen Eindringlinge. Außerdem nimmt die Anzahl gesundheitsschädlicher Darmbakterien im Mikrobiom zu.

Aber auch das Gegenteil trifft zu. Entspannung heilt, und zwar erstaunlich schnell. In einer Studie mit Studenten wurde festgestellt, dass bereits eine 20-minütige Entspannungsübung die Konzentration von sIgA im Speichel signifikant ansteigen lässt.

Proteine für eine gute sIgA-Konzentration

Eine Ernährung, die einen hohen Anteil an Proteinen enthält, führt zu einem direkten Anstieg der sIgA-Produktion. Das wurde zumindest in einer Studie mit Mäusen festgestellt. Es ist davon auszugehen, dass es beim Menschen genauso ist. sIgA besteht, wie andere Antikörper und Botenstoffe des Immunsystems, aus Proteinen. Stehen viele Proteine zur Verfügung, können viele dieser wichtigen Antikörper gebildet werden.[37]

PRAXISTIPP

sIgA kann im Stuhl untersucht werden

Falls Sie wissen wollen, wie gut Ihr Körper sIgA herstellt, können Sie die Konzentration des Antikörpers im Stuhl untersuchen lassen. Die Untersuchung lohnt sich auch bei schweren, chronischen Darmerkrankungen.

Erniedrigte Werte deuten auf eine schlechte Immunabwehr und ein gestörtes Mikrobiom hin.

Erhöhte Werte zeigen, dass die Antikörper aktuell gegen einen oder mehrere gesundheitsschädliche Mikroben aktiv kämpfen.

TIPP 33

Das Mikrobiom untersuchen lassen

Die Untersuchung des Mikrobioms erlangt in den letzten Jahren immer mehr Beachtung. Beim Hausarzt, Heilpraktiker oder direkt im Labor kann man eine Stuhluntersuchung in Auftrag geben

Standardisierte Verfahren vorziehen

Das Mikrobiom kann mit verschiedenen Verfahren untersucht werden. Typisch sind die Anzucht der Bakterien auf Nährmedien und ihre anschließende Untersuchung oder die genetische Analyse der Bakterienarten.

Das Anzuchtverfahren ist nicht ideal, da sich nur aerobe Bakterien vermehren lassen. Das sind Mikroorganismen, die Sauerstoff vertragen. Viele Darmbakterien sind jedoch anaerob, sie sterben, wenn sie mit zu viel Sauerstoff in Kontakt kommen.

Die Zukunft liegt definitiv in der als Zweites genannten Methode, die genetische Analyse der Bakterien. Dieses Verfahren heißt PCR. Entscheidend ist jedoch die Auswertung der Untersuchungsergebnisse. Viele Labore führen sie anhand selbst erstellter Kriterien durch. Das ist problematisch, denn einerseits sind somit Ergebnisse verschiedener Labore nicht vergleichbar, andererseits fehlt einigen Labormedizinern schlichtweg die Erfahrung, die richtigen Kriterien zu ermitteln. Glücklicherweise gibt es neue Entwicklungen. Einige Labore bieten standardisierte Verfahren an.

Dysbiose, Biodiversität und funktionelle Zusammenhänge

Eine gute Mikrobiomuntersuchung zeigt an, ob eine Dysbiose vorliegt. Das bedeutet, dass sich zu wenige gesundheitsfördernde und zu viele gesundheitsschädliche Bakterien im Darm befinden. In geringen Mengen kommen gesundheitsschädliche Bakterien in jedem Mikrobiom vor. Sie gehören zu einer guten Bakterienmischung dazu. Sie dürfen nur nicht überhandnehmen.

Außerdem wird die Biodiversität untersucht. Jedes Bakterium übernimmt bestimmte Aufgaben. Je mehr verschiedene Bakterien vorhanden sind, umso mehr Aufgaben werden erledigt. Daher ist eine hohe Artenvielfalt wichtig für einen gesunden Darm.

In einer guten Mikrobiomuntersuchung werden auch die funktionellen Zusammenhänge ermittelt. Hierzu wird die Menge an Bakterien untersucht, die einen positiven Einfluss auf die Muskusbildung haben. Außerdem wird die Anzahl Butyrat bildender Bakterien erfasst. Ein negativer Zusammenhang wird ebenfalls ermittelt, und zwar die Masse an Bakterien, die entzündliche Prozesse auslösen oder fördern.

pH-Wert ist wichtig

Das Innere des Darms muss sauer sein. Nur so funktionieren die Verdauungsenzyme richtig, sterben Krankheitserreger ab und gesundheitsfördernde Bakterien fühlen sich wohl. Bei einer Untersuchung des Stuhls sollte daher auch immer der pH-Wert ermittelt werden. Werte zwischen 5,5 und 6,5 sind gesund.

Bei Darmproblemen mangelt es dem Inneren des Darms fast immer an Säure. Hier hilft der Verzehr von ballaststoffhaltigem Gemüse. Denn die Bakterien, die es vergären, bilden Säuren. Der pH-Wert sinkt. Gegenteilig wirken Bakterien, die Aminosäuren und Proteine verfaulen lassen. Sie wirken alkalisch. Der pH-Wert steigt, die Säurekonzentration nimmt ab.

TIPP **34**

Dünndarmfehlbesiedelungen erkennen

Im Dünndarm kommen normalerweise nur wenige Bakterien vor, im Dickdarm jedoch viele. Durch den häufigen Gebrauch von Antibiotika, durch die Einnahme von Magensäureblockern oder Opiaten, durch psychischen Stress, unerkannte Lebensmittelsensitivitäten, einen Leaky Gut, Zöliakie, Borreliose, Lebensmittelvergiftungen oder eine Ernährung, die viele leere Kohlenhydrate enthält, siedeln sich vermehrt Bakterien im Dünndarm an, die dort gar nicht hingehören. Selbst eine Geburt per Kaiserschnitt erhöht das Risiko des Babys, später an einer Fehlbesiedelung zu leiden. Im Englischen wird von Small Intestinal Bacterial Overgrowth, kurz SIBO, gesprochen. Das heißt so viel wie: Überwucherung von Bakterien im Dünndarm.

Bakterien an der falschen Stelle führen zu Schmerzen

Für SIBO charakteristisch ist das Vorkommen von Bakterien im Dünndarm, die normalerweise in den Dickdarm gehören. Sie fermentieren daraufhin Kohlenhydrate, wobei sich Wasserstoff, Methan und Schwefelwasserstoff bilden. Der Dickdarm ist auf solche Gasbildungen eingestellt. Der Dünndarm nicht. Durch die Gase wird er gedehnt, das führt zu Bauchschmerzen, Blähungen und Völlegefühl. Durchfall oder Übelkeit können ebenfalls auftreten.

Von der Fehlbesiedelung zum Mangel an Nährstoffen

Teilweise greifen die Bakterien der Fehlbesiedelung die Schleimhaut des Dünndarms an. In den Zellen der Schleimhaut werden jedoch viele verschiedene Enzyme gebildet. Sie sorgen für die Zerkleinerung der Nahrung. Nur so können Vitamine, Fette, Kohlenhydrate und Proteine sowie einige Mineralstoffe vom Darm aufgenommen werden. Sind zu viele Zellen der Schleimhaut beschädigt, entstehen weniger Enzyme.

Die Nahrung wird nicht mehr richtig verdaut. Es kommt zu einem Mangel an Nährstoffen.

Unterschiedliche Bakterien führen zu unterschiedlichen Problemen

Je nach Art der Fehlbesiedelung entstehen verschiedene Gase, die wiederum zu speziellen Verdauungsproblemen führen. Entsteht beispielsweise viel Methan, lähmt das Gas die Darmbewegungen. Das kann Verstopfungen auslösen. Entsteht hingegen mehr Wasserstoff, kommt es eher zu chronisch weichem Stuhl bis hin zu Durchfall.

SIBO-Atemtest

Ob man an einer Fehlbesiedelung im Darm leidet, kann man mit einem Atemtest feststellen. Solche Tests kann man im Internet bestellen. Die im Dünndarm entstehenden Gase entweichen auch über die Atemluft und können daher als Nachweismethode genutzt werden.

Der Test wird am Morgen nüchtern durchgeführt. Da man über einen Zeitraum von drei Stunden zehn Proben nehmen muss, sollte man sich für die Durchführung des Tests Zeit nehmen. Zunächst wird die Atemluft ohne vorherige Nahrungsaufnahme getestet. Die falschen Bakterien im Dünndarm haben dann noch nichts, woraus sie Gas herstellen können. Dann trinkt man eine kleine Menge einer speziellen kohlenhydrathaltigen Lösung. Anschließend nimmt man mit einem mitgelieferten Probenröhrchen alle 20 Minuten eine Probe seiner Atemluft.

Die Atemluft wird anschließend im Labor analysiert und ein Protokoll der Ergebnisse erstellt. Liegt eine Fehlbesiedelung des Darms vor, steigt entweder die Methan- oder die Wasserstoffkonzentration zu früh an.

Fehlbesiedelung beseitigen

Die falschen Bakterien im Dünndarm leben vor allem von Kohlenhydraten. Daher sollte bei einer festgestellten Fehlbesiedelung auf Zucker und Getreideprodukte verzichtet werden.

TIPP 35

Blähungen ernst nehmen

Ungefähr 20 bis 30 Prozent der Bevölkerung in westlichen Ländern leiden regelmäßig an Blähungen. Sie sind unangenehm, der Bauchumfang nimmt zu. Es drückt und tut weh. Meistens beginnen die Blähungen nach der ersten Mahlzeit am Tag und verschlimmern sich bis zum Abend.

Blähungen entstehen durch Gase im Darm. Gebildet werden sie von Bakterien. Blähungen nerven nicht nur, sondern man sollte sie auf keinen Fall einfach hinnehmen. Es ist nicht normal, dass so viel Gas entsteht, dass sich der Magen-Darm-Trakt unangenehm anfühlt. Wenn das regelmäßig passiert, stimmt etwas nicht. Dann sollte man herausfinden, was es ist. Normal ist es hingegen, wenn man hin und wieder pupsen muss, ohne vorherige unangenehme Gefühle in der Bauchregion zu verspüren.

Blähungen können viele verschiedene Ursachen haben. Oft ist es auch nicht nur eine, sondern eine Mischung aus mehreren.

Zu schnelles Essen

Isst man zu hastig und kaut nicht ausreichend, gelangen zu große Nahrungspartikel in den Magen und anschließend in den Darm. Enzyme, die Kohlenhydrate aus der Nahrung lösen, sind mit der Größe überfordert. Die Partikel bleiben selbst nach der Passage durch den Dünndarm zu groß. Im Dickdarm kommen daher mehr Kohlenhydrate als normal an, die dann von den Bakterien unter Bildung großer Mengen Gase fermentiert werden.

Manche Schnellesser schlucken während einer Mahlzeit zudem zu viel Luft. Auch das kann zu späteren Blähungen führen.

Psychischer Stress

Stress verschlechtert die Barrierefunktion der Darmschleimhaut und verändert die Zusammensetzung der Darmbakterien. Außerdem verlangsamt sich die Verdauung unter Stress. Funktioniert die Verdauung aber nicht mehr richtig, entstehen vermehrt Gase. Daher kann auch psychischer Stress zu Blähungen führen.

Dünndarmfehlbesiedelung (SIBO)

Wie im vorangegangenen Tipp beschrieben, führt auch die Fehlbesiedelung des Dünndarms zu Blähungen.

Lebensmittelsensitivitäten und -intoleranzen

Immunologische Reaktionen, wie sie bei Lebensmittelsensitivitäten auftreten, oder Probleme mit der Verdauung, wie sie bei Lebensmittelintoleranzen entstehen, führen ebenfalls zu Blähungen. Werden problematische Lebensmittel nicht mehr konsumiert, verschwinden die unangenehmen Gefühle in der Magen-Darm-Region.

Leaky Gut und gestörtes Mikrobiom

Ist die Barrierefunktion des Darms gestört oder besteht eine Dysbalance zwischen gesundheitsfördernden und gesundheitsschädlichen Darmbakterien, kann das ebenfalls zu Blähungen führen.

Zusatzstoffe und Süßungsmittel

Auch einige Zusatzstoffe sowie Süßungsmittel, die in Fertiggerichten, Kaugummi, Fruchtjoghurt, Müsliriegeln, Süßigkeiten, Knabbereien oder Softdrinks vorkommen, können Blähungen auslösen.

Krebs

Blähungen können auch ein Warnsignal für Krebserkrankungen wie Darm- oder Eierstockkrebs sein.

TIPP **36**

Den Darm in Bewegung bringen

Der Nahrungsbrei muss vom Magen durch Dünn- und Dickdarm transportiert werden. Dazu zieht sich die Muskulatur, die den Darm umgibt, zusammen und dehnt sich wieder. Mediziner sprechen von Darmperistaltik.

Ziehen sich die Muskeln zu schnell, zu langsam oder im falschen Moment zusammen oder bleiben ständig etwas kontrahiert, kann der Nahrungsbrei nicht mehr richtig transportiert werden. Die Folgen sind vielfältig.

Bei zu schnellen Bewegungen wird dem Nahrungsbrei im Dickdarm zu wenig Wasser entzogen, es kommt zu Durchfall. Chronisch weicher Stuhl führt wiederum zu einem Mangel an Nährstoffen aller Art, weil mit dem Stuhl nicht nur zu viel Wasser, sondern auch zu viele nützliche Nährstoffe ausgeschieden werden. Aus einem Mangel an Nährstoffen entwickeln sich oft chronische Erkrankungen.

Bei zu langsamen Bewegungen kommt es zu Verstopfung. Das führt dazu, dass giftige Stoffe, die eigentlich ausgeschieden werden sollten, zu lange im Darm verbleiben. Einige dieser Stoffe sind krebserregend. Chronische Verstopfung erhöht daher das Risiko von Darmkrebs.

Doch warum kommt es zu den fehlerhaften Bewegungen des Darms? Wie so oft gibt es viele Gründe:

Serotoninmangel

Das Glückshormon ist nicht nur für die gute Stimmung verantwortlich, es trägt auch zur Regulation der Darmbewegungen bei. Jedoch wird nur ausreichend Serotonin freigesetzt, wenn bestimmte Voraussetzungen stimmen. Gebaut wird Serotonin aus der essenziellen Aminosäure Tryptophan. Diese muss über die Nahrung aufgenommen werden. Außerdem benötigen die Zellen der Darmschleimhaut eine Art Aktivierungssignal. Das übernimmt ein bestimmtes Darmbakterium namens *Turicibacter sanguinis*. Die Anzahl dieser Bakterien sind im Darm besonders hoch, wenn viele einfach ungesättigte Fettsäuren konsumiert werden, wie sie beispielsweise in Olivenöl vorkommen.[38]

Ballaststoffmangel

Die Muskulatur des Darms reagiert auch auf die Dehnung des Magens und des Darms, die durch den Nahrungsbrei erzeugt wird. Eine besonders förderliche Dehnung stellt sich nach dem Verzehr einer ballaststoffreichen Mahlzeit sein. Ballaststoffe sind vor allem in Gemüse, in heimischem saurem Obst, in Pilzen, Nüssen und Samen sowie in Hülsenfrüchten enthalten.

Testosteronmangel

Das Sexualhormon ist wie das Glückshormon an der Darmbewegung beteiligt – bei Männern wie bei Frauen. In einer Studie konnte nachgewiesen werden, dass Nervenzellen, die Signale für die Darmbewegungen geben, auf Testosteron reagieren. Die Wissenschaftler stellten sogar fest, dass es bei niedrigen Testosteronspiegeln vermehrt zum Reizdarmsyndrom kommt.[39]

Ob sich viel oder wenig Testosteron bildet, hängt vom Lebensstil ab. Eine proteinreiche Ernährung, Kraftsport, eine gute Versorgung mit Zink und eine gesunde Schilddrüse kurbeln die Testosteronproduktion an. Damit die Schilddrüse gut funktioniert, ist eine proteinreiche Ernährung sowie eine ausreichende Versorgung mit Selen und Jod erforderlich.

Bewegungsmangel

Verbringt man den Großteil seiner Lebenszeit sitzend oder liegend, bewegt sich auch der Darm zu wenig, da die Darmperistaltik auf Bewegungsreize von außen angewiesen ist. Abhilfe verschafft Sport. Besonders förderlich ist Ausdauersport.

PRAXISTIPP

Gesunde Darmperistaltik

Folgende Nahrungsmittel und Aktivitäten fördern eine gesunde Darmbewegung:

- Gemüse, Pilze und heimisches saures Obst
- Nüsse, Samen, Hülsenfrüchte
- Proteine aus hochwertigen Eiern, Geflügel, Fleisch, Fisch und Protein-Shakes
- Olivenöl
- Ausdauersport
- Kraftsport
- Zink
- Selen
- Jod

  Wichtig: Jodwerte sollten regelmäßig kontrolliert werden, da auch zu viel Jod ungesund ist.

TIPP 37

Reizdarmsyndrom muss nicht sein

Unter dem Begriff des Reizdarmsyndroms werden eine ganze Reihe verschiedener Störungen zusammengefasst. Unter anderem führen eine gestörte Magen- oder Gallensäureproduktion, ein Leaky Gut, chronische Entzündungsreaktionen im Darm, ein gestörtes Mikrobiom, Lebensmittelsensitivitäten und/oder -intoleranzen sowie psychischer Stress zu der Erkrankung. Außerdem liegt häufig eine gestörte Muskelbewegung des Darms vor. Besonders oft leiden Betroffene an einer Dünndarmfehlbesiedelung (SIBO). Meist führt eine Kombination aus mehreren Ursachen zu der Erkrankung.

Symptome

Ein Reizdarmsyndrom kann sich anhand verschiedener Beschwerden zeigen. Viele Betroffene leiden an einer ganzen Reihe von Problemen. Außerdem treten die Symptome nicht kontinuierlich auf. Entweder sind sie nur nach einer Mahlzeit spürbar oder verschlimmern sich nach jedem Essen. Typisch sind folgende Beschwerden:

- Verstopfung oder chronisch weicher Stuhl bzw. Durchfall,
- Stuhl, der mit größeren Mengen Schleim überzogen ist (ein wenig Schleim ist normal),
- Blähungen und Krämpfe,
- Übelkeit,
- Müdigkeit und Energielosigkeit.

Probiotika zur Behandlung können – müssen aber nicht – helfen

Oft wird bei einem Reizdarmsyndrom die Einnahme von Probiotika empfohlen. Das kann in einigen Fällen helfen. In anderen verstärken Probiotika aber die Dünndarmfehlbesiedelung und verschlimmern Symptome. Mehr dazu in Tipp 68.

TIPP **38**

Morbus Crohn die Entzündung nehmen

Morbus Crohn ist für viele Betroffene sehr belastend. Sie leiden kontinuierlich unter Bauchschmerzen, Durchfall, verlieren an Gewicht und fühlen sich oft abgeschlagen. Das Schlimmste: Morbus Crohn gilt in der Schulmedizin als nicht heilbar. Dabei stimmt das nicht! Bei den meisten Betroffenen dauert die Heilung zwar einige Monate bis hin zu einem Jahr oder etwas länger, aber während des Heilungsprozesses geht es vielen bereits besser.

Ursachen gibt es viele

Patienten mit Morbus Crohn haben meist eine genetische Prädisposition für die Erkrankung. Ihre Gene, die für die Bildung einiger Stoffe des Immunsystems verantwortlich sind, weisen ganz spezielle Varianten auf. Genetische Variationen allein machen jedoch nicht krank. Es gibt viele Menschen, die ebenfalls diese Genvarianten in sich tragen, aber nicht an Morbus Crohn erkranken. Zu der genetischen Prädisposition müssen weitere Probleme hinzukommen, bis die Erkrankung ausbricht.

Oft ist es nicht nur ein weiteres Problem, sondern eine ganze Reihe wie eine gestörte Barrierefunktion (Leaky Gut), schädliche Veränderungen im Mikrobiom, Dünndarmfehlbesiedelung (SIBO), Lebensmittelintoleranzen und -sensitivitäten (besonders gegen Gluten) und -allergien. Bei einigen trägt eine Schimmelpilzbelastung im Haus zur Entstehung der Krankheit bei, bei anderen sind es Schwermetallbelastungen oder Pflanzenschutzmittel. Einige Betroffene weisen Reaktivierungen verschiedener Viren wie das Epstein-Barr-Virus oder das Humane Herpesvirus Typ 6 (HHV6) auf. Wieder andere leiden an leichten und daher unerkannten chronischen Infektionen in der Lunge, die durch Bakterien wie *Chlamydia pneumoniae* oder *Mycoplasma pneumoniae* ausgelöst werde. Psychischer Stress und Bewegungsmangel tragen ebenfalls zur Entstehung der Krankheit bei, genauso wie die Einnahme von Antibiotika. Die Gründe sind bei jedem Betroffenen etwas anders.

Zur effektiven Heilung von Morbus Crohn sollten jedoch möglichst viele der individuellen Auslöser herausgefunden werden.

Problematische Entzündungen

Die genannten schädlichen Veränderungen im Darm führen zu Entzündungen der Darmschleimhaut. Teilweise breiten sie sich bis in das Bindegewebe aus, welches den Raum zwischen der Darmschleimhaut und der Darmmuskulatur ausfüllt. Das darmeigene Immunsystem ist kontinuierlich aktiv. Weil die Zellen der Darmschleimhaut entzündet sind, stellen sie weniger Verdauungsenzyme her. Daraufhin werden vor allem Nahrungsproteine nicht mehr ausreichend zerkleinert. Die zu großen Proteinverbindungen kennt das Immunsystem aber nicht und bewertet sie als Fremdstoffe. Es kämpft noch stärker.

Unterdrücken der Immunantwort ist keine Lösung

In der Schulmedizin erhalten betroffene oft Kortison, Immunsuppressoren oder andere Medikamente mit entzündungshemmender Wirkung. Meist nehmen die Symptome dadurch einige Zeit lang ab. Die Medikamente beheben aber nicht die grundlegenden Probleme, die zu den Entzündungen geführt haben.

Antientzündliche Paleo-Ernährung

Laut einer US-amerikanischen Studie aus dem Jahr 2017 bewirkt eine sogenannte antientzündliche Paleo-Ernährung besonders schnell Besserungen. Es handelt sich um die gleiche wie sie während einer Eliminierungsdiät durchgeführt wird. Zunächst werden sehr viele Nahrungsmittel gestrichen, auch einige, die generell als gesund gelten. Nach etwa drei Wochen können sie nacheinander wieder konsumiert werden. Dabei wird genau beobachtet, ob die wieder eingeführten Lebensmittel vertragen werden.

Die genaue Durchführung der antientzündlichen Paleo-Ernährung bzw. der Eliminierungsdiät ist in Tipp 29 beschrieben.

Probiotika unterstützen die Heilung

Die Einnahme von Probiotika unterstützt bei vielen Betroffenen ebenfalls die Heilung. Besonders wichtig ist das Bakterium *Akkermansia muciniphila.* Es fördert den Aufbau einer gesunden Schleimschicht, was wiederum die Zellen der Darmschleimhaut schützt. Morbus-Crohn-Patienten haben meist überhaupt keine oder nur sehr wenige Bakterien dieser Art in ihrem Darm.

PRAXISTIPP

Infusionen anstelle von oralen Nahrungsergänzungsmitteln

Der Darm und das Immunsystem benötigen alle essenziellen Vitamine und Mineralstoffe zur Heilung. Ist der Darm sehr stark entzündet, werden Nährstoffe jedoch nur noch vermindert aufgenommen. Hier helfen Infusionen, die Vitamine und Mineralstoffe enthalten. Es gibt mittlerweile immer mehr Ärzte oder Kliniken, die spezielle Beratungen und Infusionslösungen anbieten. Eine Infusion sollte auf jeden Fall das Antioxidans Glutathion enthalten, es wirkt stark entzündungshemmend.

Außerdem sollten Betroffene auf jeden Fall Tryptophan, Glutamin, Omega 3 und Zink oral einnehmen, da diese Stoffe direkt im Darm zur Heilung beitragen.

TIPP 39

Darmkrebs erst gar nicht entstehen lassen

Darmkrebs gehört zu den häufigsten Krebsarten. Ungefähr jeder vierte Erkrankte stirbt an dem Krebs. Besonders erschreckend ist die Zunahme der Erkrankungen unter den 20- bis 40-Jährigen. Es gibt einige wichtige Risikofaktoren. Kennt man sie und weiß, wie man sie ausschaltet, kann man das Krebsrisiko erheblich reduzieren. Die gleichen Maßnahmen erhöhen auch die Heilungschancen bei einem bereits diagnostizierten Darmkrebs.

Risiko Verstopfung

Wer nicht täglich mindestens einmal Stuhlgang hat, leidet an chronischer Verstopfung. Leider ist das vielen nicht bewusst. Stuhl enthält Abfallprodukte, die den Darm verlassen sollen. Einige von ihnen können Krebs auslösen. Bleibt Stuhl zu lange im Darm, sind die Zellen der Darmschleimhaut den karzinogenen Bestandteilen des Stuhls zu lange ausgesetzt. Das Risiko steigt, an Darmkrebs zu erkranken.

Ballaststoffe, wie sie in Gemüse, Salat, heimischem Obst, Nüssen, Samen und Hülsenfrüchten vorkommen, fördern die Verdauung. Besonders Rohkost wirkt oft Wunder. Ballaststoffe binden zudem giftige oder krebserregende Stoffe und transportieren sie aus dem Darm.

Auch das Weglassen von Zucker und Weißmehl- sowie Fertigprodukten zeigt oft positive Wirkung.

Bauchfett führt zu chronischen Entzündungen

Krebszellen entstehen bei jedem Menschen die ganze Zeit. Ein gesundes Immunsystem erkennt und vernichtet sie, bevor sie sich vermehren und Tumore bilden. Ist das Immunsystem jedoch geschwächt, funktioniert dieser Überwachungsapparat nicht mehr richtig und das Krebsrisiko steigt.

Fettzellen, besonders die am Bauch, produzieren unentwegt entzündungsfördernde Botenstoffe. Das schwächt das Immunsystem. Daher ist Übergewicht, insbesondere Bauchfett, ein Risikofaktor für Darmkrebs.

Abnehmen gelingt am einfachsten mit konsequentem Low Carb. Außerdem muss man mit allen essenziellen Nährstoffen gut versorgt sein, damit die Umwandlung des abgelagerten Fetts in Energie überhaupt funktioniert.

Fleisch an sich ist kein Problem

Lange Zeit wurde vor dem Verzehr von Fleisch gewarnt, vor allem vor rotem Fleisch. Neuere, differenziertere Studien zeigen ein anderes Bild. Es kommt auf die Qualität des Fleischs an. Unverarbeitetes Fleisch von natürlich gehaltenen Tieren fördert die Gesundheit. Fleisch von Tieren aus Massentierhaltungen, besonders wenn es zu Wurstwaren verarbeitet ist, erhöht hingegen das Risiko, an Darmkrebs zu erkranken. Außerdem kommt es auf die zusätzlich verzehrten Lebensmittel an. Sind es vor allem leere Kohlenhydrate, steigt das Risiko, ist es vor allem Gemüse, sinkt es.

Weitere Risikofaktoren

Bewegungsmangel, Alkohol, Nikotin und der Verzehr verarbeiteter Lebensmittel erhöhen das Darmkrebsrisiko. Besonders häufig betroffen sind Patienten mit chronischen Darmentzündungen oder Personen, die an einer Dysbiose des Mikrobioms leiden.

Natürliche Tumorsuppressoren

Im Körper entstehen natürlicherweise Proteine, die mutierte Zellen erkennen. Entweder leiten sie eine Reparatur ein oder lassen die Zellen absterben. Diese Proteine heißen Tumorsuppressoren. Sie sind besonders aktiv, wenn sich viel Butyrat (also Gemüse verzehren!) und Vitamin C im Organismus befinden. Aber auch Grüntee aktiviert Tumorsuppressoren und reduziert somit das Krebsrisiko.

TIPP 40

Colitis ulcerosa heilen

In der Schulmedizin gilt die chronische Darmentzündung als unheilbar. Das ist nicht meine Erfahrung. Wenn man weiß wie, kann man auch diese Erkrankung kurieren.

Unterschiede und Gemeinsamkeiten mit Morbus Crohn

Wie Morbus Crohn ist Colitis ulcerosa eine chronische Darmentzündung. Bei der Colitis ulcerosa ist aber nur der Enddarm und eventuell der Dickdarm betroffen. Bei Morbus Crohn kommt es hingegen zu Entzündungen im gesamten Verdauungstrakt, vom Mund bis zum After.

Außerdem gibt es Unterschiede in der Ausbreitung der Entzündungen. Bei der Colitis ist sie flächig ausgebreitet und betrifft meist nur die Darmschleimhaut. Die Entzündungsherde bei Morbus Crohn sind hingegen im gesamten Verdauungstrakt verteilt und dringen tiefer in die Darmwand ein.

Bei beiden Erkrankungen werden Zellen des Darms vom Immunsystem angegriffen. Der Darm wird durchlässig, Fremdstoffe dringen in den Körper ein und es kommt zu chronischen Entzündungsreaktionen im gesamten Organismus. Außerdem sind bei beiden Erkrankungen das Mikrobiom und die Mukusschicht gestört. Wie bei Morbus Crohn wird von einer genetischen Disposition ausgegangen. Wenn man sie hat, bedeutet das aber noch lange nicht, dass man an Colitis ulcerosa auch erkranken wird.

Risiko: Antibiotika und anschließende Clostridien-Infektionen

Eine Colitis ulcerosa kann auch durch eine *Clostridium-difficile*-Infektion ausgelöst werden. Nach der Einnahme bestimmter Antibiotika ist das Mikrobiom beschädigt und *Clostridium difficile* kann sich ungehindert vermehren. In geringen Mengen ist das Bakterium oft Bestandteil des natürlichen Mikrobioms. Steigt die Anzahl der *C. difficile*-Bakterien allerdings zu stark an, richten sie erheblichen Schaden an. Sie produzieren giftige Stoffe, die wiederum die Zellen der Darmschleimhaut beschädigen. Daraufhin kommt es zu den für Colitis ulcerosa typischen Entzündungsreaktionen.

Das Mikrobiom in Balance bringen

Obwohl mittlerweile ein gestörtes Mikrobiom als einer der Auslöser für die Erkrankung gilt, konzentrieren sich die schulmedizinischen Behandlungsmethoden nur auf die Entzündungen. Meist werden entzündungshemmende Medikamente oder Immunsuppressiva verabreicht. Sie heilen aber das Mikrobiom nicht.

In einer US-amerikanischen Studie wurde festgestellt, dass im Darm von Patienten mit Colitis ulcerosa der Anteil der Bakterien der Art *Bacteroides vulgatus* viel höher ist als bei Gesunden. Außerdem stellten sie fest, dass das Bakterium die Zellen der Darmschleimhaut angreift, woraufhin es zu den typischen Entzündungen kommt. Die Wissenschaftler transplantierten Stuhl von Colitis-ulcerosa-Patienten mit einem hohen Anteil an *Bacteroides vulgatus* in die Därme gesunder Mäuse. Sie erkrankten daraufhin an Colitis. Das krank machende Bakterium kann sich besonders leicht im Darm verbreiten, wenn ihm viel Stärke zur Verfügung steht, wie sie in allen Getreidesorten, Reis, Hülsenfrüchten und Kartoffeln vorkommt.[40]

Antientzündliche Paleo-Ernährung, Probiotika und Nährstoffe

Wie bei Morbus Crohn heilt der Darm mithilfe einer antientzündlichen Paleo-Ernährung, von Probiotika und des Füllens von Nährstofflücken. Je nach Schwere der Erkrankungen ist eine intravenöse Gabe der Nährstoffe ratsam. Für einige Patienten kommt auch eine Stuhltransplantation in Betracht, insbesondere wenn sie an einer *C. difficile*-Infektion leiden. Mehr dazu in Tipp 73.

TIPP 41

Sodbrennen – Auslöser erkennen und ausschalten

Sodbrennen ist nicht normal. Wenn man daran leidet, läuft etwas schief. Das Gute daran, wenn man weiß, was schiefläuft, kann man es ändern. Die Gründe für Sodbrennen sind sehr vielfältig und meist ist es nicht nur ein einziger.

Magensäureblocker absetzen

Langfristig heilen Medikamente gegen Sodbrennen nicht. Sie verändern die Symptomatik, aber die Auslöser des brennenden Aufstoßens bleiben. Um das Problem grundlegend zu lösen, sollten die Medikamente abgesetzt werden.

Wurden die Magensäurehemmer jedoch über mehrere Monate oder sogar Jahre eingenommen, sollte man die Einnahme nicht von einem auf den anderen Tag beenden. Der Körper ist abhängig von dem Medikament und reagiert über. Wird das Medikament abrupt abgesetzt, stellen entsprechende Zellen im Magen viel zu viel Säure her, was zu starkem Sodbrennen führen kann. Das kann zwischen einem und drei Monaten anhalten.

Etwas angenehmer ist es, wenn man Protonenhemmer ausschleicht. Das bedeutet, dass man von Woche zu Woche die Dosis etwas reduziert. Die Säureproduktion wird dadurch trotzdem etwas ansteigen, aber nicht in dem Maße, wie durch einen abrupten Stopp.

Ungesundes Essen

Viele heute gängige Nahrungsmittel tragen zur Entstehung von Reflux bei. Vor allem verarbeitete Lebensmittel wie Fertigpizzen, Tiefkühlgerichte, Dosensuppen, Fertigsoßen und andere Fertiggerichte, Chips und Knabbereien, Kekse und Süßigkeiten. Leere Kohlenhydrate, wie sie vor allem in Weißmehlprodukten und Zucker stecken, können ebenfalls zu Sodbrennen führen. Außerdem sollten Fruchtsäfte und Softdrinks aus dem Speiseplan verschwinden und außerdem Alkohol. Da diese Lebensmittel und Getränke auch zu vielen anderen chronischen Erkrankungen führen, ist es kein Verzicht, sondern ein Gewinn. Die Umstellung wird einige Zeit brauchen, aber dann merkt man, wie gut es einem geht.

Die Verträglichkeit weiterer Lebensmittel testen

Personen, die an Reflux leiden, vertragen einige Lebensmittel nicht gut. Bei manchen löst scharfes Essen Sodbrennen aus, bei anderen sind es Zitrusfrüchte oder Tomaten. Auch Koffein, Nikotin, Gluten oder Milchprodukte können zu Problemen führen. Hier sollte man sich einige Zeit nehmen und mithilfe der Eliminierungsdiät individuelle Auslöser herausfinden.

Essenszeiten klug wählen

Zwar arbeitet der Darm auch während der Nacht, aber die Verdauung und Darmbewegungen verlaufen dann behäbiger. Daher sollten mindestens drei Stunden vor der letzten Mahlzeit des Tages und dem Zubettgehen liegen. Das gibt dem Darm genügend Zeit, das Essen so weit zu verdauen, dass der Rest während des Schlafs geschehen kann.

Geht man hingegen kurz nach einer üppigen Mahlzeit zu Bett, kann es zu Sodbrennen kommen. Der Magen ist noch zu sehr gefüllt. Durch das Liegen wird der Nahrungsbrei zurück in die Speiseröhre gedrückt.

Außerdem sollte man nicht essen, wenn man bereits einen vollen Magen hat. Auch das kann zu Reflux führen.

Normalgewicht anstreben

Übergewichtige leiden viel häufiger an Refluxerkrankungen als Normalgewichtige. Besonders problematisch ist ein dicker Bauch. Der drückt den Nahrungsbrei zurück in die Speiseröhre. Das Problem tritt vor allem im Liegen auf. Übergewicht ist auch ein Risikofaktor für viele weitere chronische Erkrankungen. Am einfachsten gelingt das Abnehmen mit dem Streichen von Kohlenhydraten, sehr viel frischem Gemüse und Obst sowie qualitativ hochwertigem Fleisch, Geflügel und Eiern sowie Sport.

Stress reduzieren

Stress spielt bei Refluxerkrankungen eine entscheidende Rolle. Chronischer Stress wirkt sich auf das Nervensystem aus. Im Magen-Darm-Trakt befinden sich jedoch besonders viele Nervenzellen. Erhalten sie Stresssignale, reagiert der Darm entsprechend. Er fährt die Verdauung zurück. Der Nahrungsbrei wird nicht weiter in Richtung After transportiert. Stattdessen wandert er teilweise zurück bis in die Speiseröhre. Das führt zu dem unangenehmen Brennen und dem Stechen hinter dem Brustbein.

Magnesiummangel ausgleichen

Stress führt zu einem höheren Magnesiumverbrauch, daher gehen Magnesiummangel und Stress oft Hand in Hand. Der Schließmuskel am Magenausgang ist aber auf eine gute Magnesiumversorgung angewiesen, damit er sich entspannt. Das ist wichtig, denn nur so kann der Nahrungsbrei vom Magen weiter in den Dünndarm wandern. Fehlt der Mineralstoff, kann es zu einer Art Schließmuskelkrampf kommen, dann verbleibt der Nahrungsbrei zu lange im Magen.

Die Einnahme von Magensäureblockern erhöht die Gefahr eines Magnesiummangels. Durch das Absenken der Magensäure arbeiten viele Enzyme nicht mehr richtig, sie können die Nahrung nicht mehr aufspalten und Mineralstoffe freilegen. Daher führt die Einnahme von Protonenhemmern über einen langen Zeitraum oft zu einem Magnesiummangel, welcher Refluxerkrankungen verschlimmert.

Gesundheitsschädliche Darmbakterien

Die Zusammensetzung der Darmbakterien spielt bei der Entwicklung von Sodbrennen ebenfalls eine wichtige Rolle, vor allem wenn sich Hefepilze im Magen vermehren. Dazu kommt es, wenn man häufiger Antibiotika einnimmt. Aber auch die Einnahme von Hormonen kann zu einer Dysbiose führen. Weiter gelten der Verzehr von Zucker und verarbeiteten Lebensmitteln als Auslöser für die krankhaften Veränderungen im Mikrobiom.

Besonders schädlich ist ein zu großes Vorkommen von *Helicobacter pylori*. Einige, die an Sodbrennen leiden, weisen chronische Infektionen durch das Bakterium auf. Das Bakterium erhöht auch das Risiko an Magen- und Darmgeschwüren oder Rosazea zu erkranken. Es sollte daher unbedingt behandelt werden. Eine *Helicobacter pylori*-Infektion kann in jeder Hausarztpraxis festgestellt werden. Zur Behandlung werden meist kurzzeitig Antibiotika verabreicht und gleichzeitig Probiotika eingenommen. Im Falle einer *Helicobacter pylori*-Infektion ist eine entsprechende Antibiotikumbehandlung sinnvoll.

Außerdem ist eine No-Carb-Ernährung wichtig, da sich *Helicobacter pylori* vor allem vermehrt, wenn viele leere Kohlenhydrate verzehrt werden. Ein paar wenige dieser Bakterien werden im Darm verbleiben, aber in geringen Mengen richten sie keinen Schaden an.

Manchmal ist zu wenig Säure das Problem

Ein Magensauremangel führt zu sehr ähnlichen Problemen wie das Übermaß an Säure. Ein Mangel kann daher ebenfalls brennendes Aufstoßen erzeugen. Besonders häufig tritt das Problem bei Personen auf, die 50 Jahre oder älter sind.

Viele Betroffene erhalten auch bei einem Magensäuremangel den Rat von ihrem Arzt, Magensäureblocker einzunehmen. Die Diagnose wird meist nur anhand der Symptome gestellt. Eine 24-Stunden-pH-Metrie, mit der der Säuregehalt genau festgestellt werden könnte, erfolgt nicht.

Viel besser hilft die gezielte Aufnahme von mehr Säure in Form von Zitronensaft oder Apfelessig. Wem das pur zu sauer ist, kann Zitronensaft wie Apfelessig mit Wasser verdünnen.

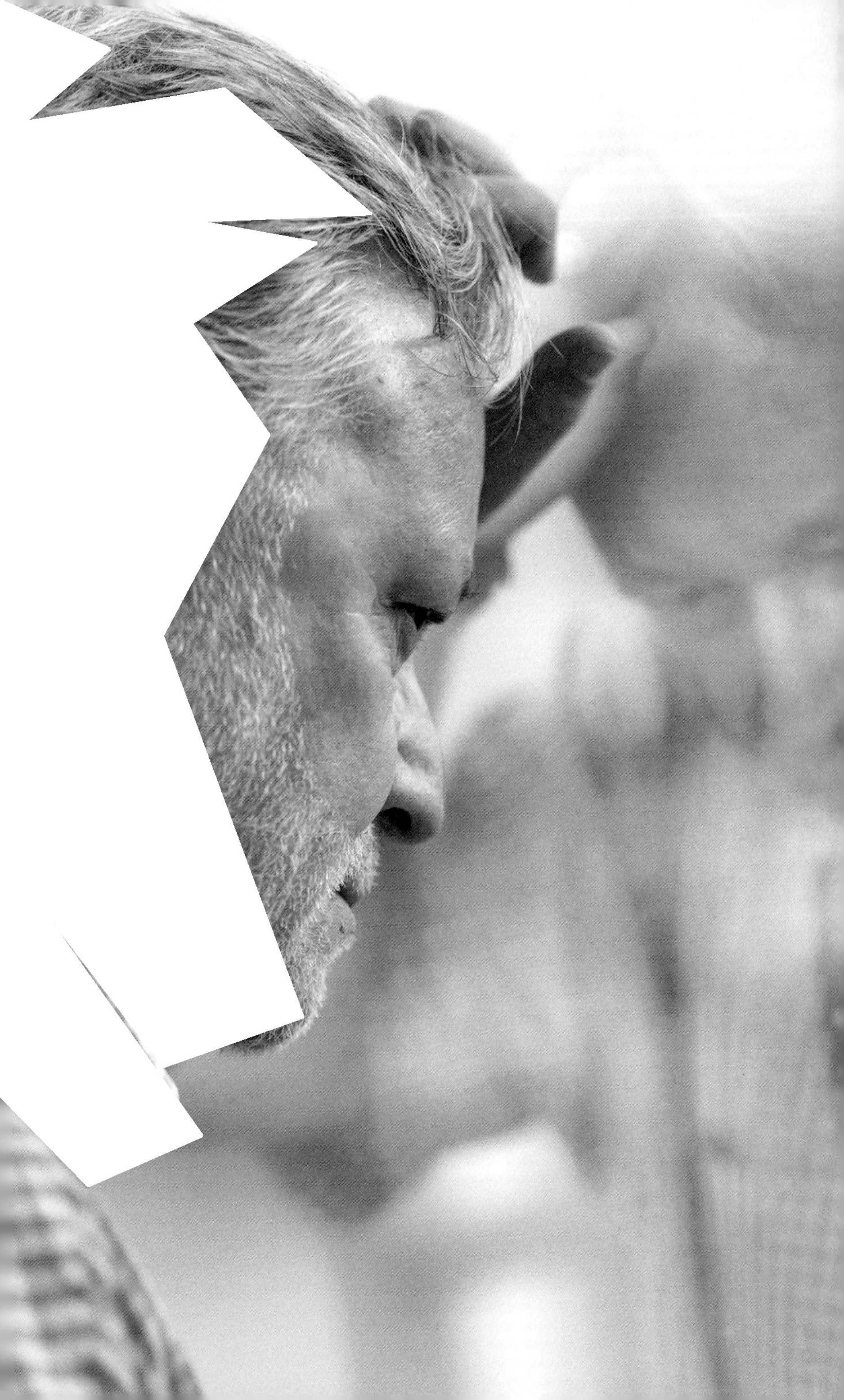

Chronische Erkrankungen beginnen im Darm

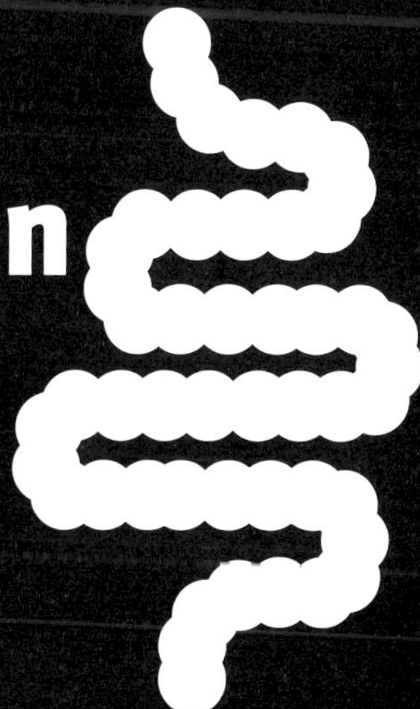

Ein angegriffener und durchlässiger Darm schwächt das Immunsystem. Das erhöht wiederum das Krebsrisiko. Dringen Stoffe aus dem Darm in den restlichen Körper ein, kann es zu Autoimmunerkrankungen kommen. Selbst Gehirn und Psyche leiden, wenn der Darm nicht in Ordnung ist.

TIPP 42

Chronischen Erkrankungen vorbeugen

Fast alle chronischen Erkrankungen beginnen im Darm oder gehen mit problematischen Veränderungen im Darm einher.

Von der Energiekrise im Darm zu fehlenden Nährstoffen

Die Mitochondrien vieler Körperzellen stellen sowohl aus Kohlenhydraten als auch aus Fettsäuren Energie her. Die Mitochondrien der Darmschleimhaut sind wählerischer. Sie verwenden vor allem die kurzkettige Fettsäure Butyrat. Mangelt es im Darm an Butyrat, weil zu wenig ballaststoffhaltiges Gemüse verzehrt wird, geraten die Zellen der Darmschleimhaut in eine Energiekrise. Sie funktionieren nicht mehr richtig und stellen weniger Verdauungsenzyme sowie Schleim her. Der Nahrungsbrei wird nicht mehr ausreichend aufgespalten, weniger Nährstoffe werden aufgenommen. Außerdem benötigt der Nährstofftransport durch die Zellen Energie. Mangelt es den Zellen jedoch an Energie, gerät auch dieser Ablauf ins Stocken. Noch weniger Nährstoffe gelangen in den Körper.

Fehlende Nährstoffe führen zu chronischen Krankheiten

Über den Darm gelangen Nährstoffe in den Organismus. Sie werden für die Energieherstellung in den Körperzellen, für den Aufbau starker Knochen und Muskeln, für das Immunsystem und für vieles mehr benötigt. Durch krankhafte Veränderungen im Darm vermindert sich die Aufnahme dieser essenziellen Stoffe. Das wirkt sich auf den gesamten Organismus aus. Je nach Schwere des Mangels an Nährstoffen und nach Art der Veränderungen im Darm verliert der Körper seine Balance. Kommen weitere Probleme wie Bewegungsmangel, psychischer Stress, Belastungen mit Giftstoffen oder die Einnahme bestimmter Medikamente hinzu, entsteht bei dem einen Krebs, bei dem anderen Heuschnupfen, bei einem weiteren Rheuma und wieder ein anderer bekommt Herzprobleme.

Im Grunde genommen gibt es nur eine chronische Krankheit, sie hat immer die gleichen Ursachen: falsche Ernährung, falscher Lebensstil. Die eine chronische Krankheit zeigt sich jedoch in vielen verschiedenen Gewändern, von Pickeln über Depressionen bis hin zu Verstopfung, von Schilddrüsenproblemen über Sodbrennen bis zu hin zu Demenz oder Parkinson.

Gestörtes Mikrobiom – gestörtes Immunsystem

Befinden sich zu viele gesundheitsschädliche und zu wenige gesundheitsfördernde Bakterien im Darm, ist das darmeigene Immunsystem alarmiert und reagiert mit Entzündungsreaktionen. Das Immunsystem kämpft.

Der ständige Kampf schwächt es. Chronische Entzündungsreaktionen können sich vom Darm aus im gesamten Organismus ausbreiten. Im Gehirn können sie zur Entstehung von Depression, ADHS oder Alzheimer beitragen, in den Gelenken zu Rheuma, in den Arterien zu Atherosklerose.

Ein geschwächtes Immunsystem kann außerdem das Eintrittstor für Krebs sein. Immerzu entstehen Krebszellen. Ein gutes Immunsystem kommt damit klar. Ein geschwächtes spürt mutierte Zellen jedoch weder auf noch beseitigt es diese.

Leaky Gut führt zu Entzündungsreaktionen im gesamten Körper

Geraten vermehrt Darmbakterien, Nahrungspartikel und Giftstoffe aufgrund eines undichten Darms in den Organismus, muss das Immunsystem gegen all diese Stoffe kämpfen. Es kommt zu chronischen Entzündungsreaktionen. Diese können wiederum zu vielen verschiedenen chronischen Erkrankungen führen.

Selbst-Check

Wie hoch ist mein Risiko, chronisch zu erkranken?

Ich esse täglich verarbeitete Lebensmittel wie Brot, Nudeln, Fertiggerichte, Pizza, Knabbereien und Ähnliches.	j	n
Ich trinke mehrmals wöchentlich Alkohol.	j	n
Wenn ich nackt vor einem Spiegel auf und ab springe, schwabbelt mein Bauch (Anzeichen für gesundheitsschädliches Viszeralfett).	j	n
Ich bin morgens häufig nicht ausgeschlafen.	j	n
Ich konsumiere zuckerhaltige Getränke wie Softdrinks oder Fruchtsäfte.	j	n
Ich treibe weniger als dreimal pro Woche 30 Minuten Ausdauersport.	j	n
Ich reagiere empfindlich auf Stress.	j	n
Ich bin übergewichtig.	j	n
Ich rauche.	j	n
Ich verwende Sonnenblumenöl oder Margarine zum Kochen.	j	n
Ich esse Süßigkeiten oder Kuchen mehrmals pro Woche.	j	n

Je häufiger Sie mit Ja geantwortet haben, umso höher ist Ihr Risiko, chronisch zu erkranken.

TIPP **43**

Das Krebsrisiko senken

Darmerkrankungen, Verdauungsprobleme und schädliche Veränderungen im Mikrobiom erhöhen nicht nur das Risiko, an Darmkrebs zu erkranken, sondern auch das Krebsrisiko insgesamt. Fast immer müssen mehrere ungünstige Faktoren zusammenkommen, bis Krebs entsteht. Einige der Ursachen liegen im Darm.

Kranker Darm – schwaches Immunsystem – erhöhtes Krebsrisiko

Ein kranker Darm schwächt das Immunsystem. Außerdem mangelt es den Zellen des Immunsystems an Energie, wenn der Darm aus der Balance gerät. Denn genauso wie die Zellen der Darmschleimhaut benötigen auch die Zellen des Immunsystem Butyrat zur Energieherstellung. Diese kurzkettige Fettsäure entsteht aber nur in ausreichenden Mengen, wenn der Darm gesund und ein Großteil der Ernährung aus Gemüse und heimischem Obst besteht.

Lange Zeit ist man davon ausgegangen, dass Mutationen der Hauptgrund für Krebserkrankungen sind. Mittlerweile weiß man aber, dass es ständig zu Mutationen kommt. Laut neuen Studien ist für die Entwicklung von Krebs vor allem das Immunsystem verantwortlich. Je besser es funktioniert, desto niedriger das Krebsrisiko.[41]

Schädliche Darmbakterien begünstigen Tumorwachstum

Krebs kann unter anderem durch schädliche Bakterien oder Viren ausgelöst werden. Gelangen solche Organismen aus dem Darm in den Blutkreislauf und dringen dann in das Gewebe ein, können sie dort zur Bildung von Tumoren führen. Das ist eine der großen Gefahren, welche sich hinter einem Leaky Gut verbirgt.

Verbesserte Therapiewirkung dank eines gesunden Darms

Werden während einer Krebstherapie gleichzeitig Probiotika eingenommen, steigen die Chancen auf Heilung. Allerdings wirken Probiotika allein keine Wunder, die Umstellung der Ernährung ist besonders wichtig. Zucker, Zusatzstoffe, Getreide und Alkohol sollten konsequent gestrichen werden. Der Großteil der täglichen Ernährung sollte aus biologisch erzeugtem, frisch zubereitetem Gemüse bestehen. Zudem ist eine sehr gute Proteinversorgung wichtig. Gute Proteinquellen sind Biofleisch, Biogeflügel und -eier sowie Eiweißshakes.

Besonders wirkungsvoll ist die Zunahme von *Bifidobacterium animalis* und seinen Unterarten sowie anderen gesundheitsfördernden Darmbakterien. Steigt ihre Anzahl, werden vor allem die Fresszellen des Immunsystems aktiver, die daraufhin mutierte Zellen töten können.

Ein gestörtes Mikrobiom und Antibiotika wirken hinderlich

Viele Krebspatienten leiden bereits vor ihrer Erkrankung an zu vielen gesundheitsschädlichen Bakterien im Darm. Eine Dysbiose des Mikrobioms reduziert jedoch die Wirkung einiger Krebsmedikamente. Das Problem wird meist durch eine Chemotherapie noch verstärkt, denn die Medikamente greifen Darmbakterien an, das Ungleichgewicht verstärkt sich. Die Wirkung der Krebsmedikamente nehmen noch weiter ab.[42]

Antibiotika zerstören ebenfalls das Mikrobiom. In Großbritannien wurde herausgefunden, dass eine Antibiotikumbehandlung vor einer Immuntherapie die Erfolgschancen der Krebsbehandlung reduziert.[43]

Selbst-Check

Wie hoch ist mein Krebsrisiko?

	j	n
Ich bin häufig erkältet.	j	n
Ich leide regelmäßig an Mittelohr- und/oder Stirnhöhlenentzündungen.	j	n
Meine Haut entzündet sich.	j	n
Ich esse kaum oder kein frisch zubereitetes Biogemüse.	j	n
Salat und Rohkost verspeise ich fast nie.	j	n
Ich nehme weniger als 1,2 Gramm Protein pro Kilogramm Körpergewicht pro Tag zu mir.	j	n
Ich bin übergewichtig.	j	n
Ich esse täglich Süßigkeiten und/oder Kuchen.	j	n
Ich leide an chronisch weichem Stuhl.	j	n
Ich habe häufig Krämpfe in der Magen-Darm-Region.	j	n
Ich bin chronisch gestresst.	j	n
Ich rauche.	j	n
Ich trinke mehrmals pro Woche Alkohol.	j	n
Ich esse täglich Weißmehlbrot oder -brötchen, Nudel, Pizza oder andere Weißmehlprodukte.	j	n

Je häufiger Sie mit Ja geantwortet haben, umso höher ist Ihr Krebsrisiko.

TIPP 44

Bei psychischen Problemen auch den Darm berücksichtigen

Neuropsychiatrische Erkrankungen wie Depressionen, Angststörungen, Autismus, bipolare Erkrankungen und Aufmerksamkeitsdefizit-/Hyperaktivitätsstörung (ADHS) führen alle zu emotionalen und kognitiven Störungen. Außerdem kommt es zu Verhaltensveränderungen. Grund hierfür sind gestörte neurologische Abläufe im Gehirn. Manchmal mangelt es an Serotonin oder Dopamin. Manchmal kommen diese Neurotransmitter im Überschuss vor. Zudem herrschen meist chronische Entzündungsreaktionen im Gehirn.

Gehirn und Darm sind über mehrere Verbindungen eng miteinander vernetzt. Daher liegt es nahe, nach gesundheitsschädlichen Veränderungen im Darm zu suchen, die sich auf das Gehirn auswirken. Erst seit einigen Jahren wird dieser Zusammenhang untersucht, mit vielversprechenden Erkenntnissen.

Verändertes Mikrobiom und Leaky Gut

In mehreren Studien wurden ein verändertes Mikrobiom und Leaky Gut bei Depressionen, Angststörungen und anderen neuropsychiatrischen Erkrankungen nachgewiesen. Darmbakterien können schädliche Substanzen produzieren, die in den Organismus eindringen und daraufhin Nervenzellen angreifen. Es kommt zu den typischen Entzündungsreaktionen. Außerdem leiden viele, deren Darm nicht dicht ist, auch an einem Leaky Brain (Siehe Tipp Nr. 11).

Besonders erstaunlich sind Erkenntnisse zu Stuhltransplantationen bei Autismus-Patienten. Nachdem ihnen Stuhl von gesunden Spendern in den Darm eingefügt wurde, veränderte sich ihr Mikrobiom. Das führte zu einer erheblichen Verbesserung ihrer Symptome. Erstaunlich, dass winzige Mikroorganismen im Darm einen solchen Einfluss auf Emotionen und Verhalten haben.[44]

Darmbakterien und Darmschleimhaut stellen Neurotransmitter her

Für eine ausgeglichene Psyche werden im Gehirn die Neurotransmitter Serotonin, Dopamin, GABA und einige mehr benötigt. Ein beachtlicher Teil von ihnen entsteht im Darm. 95 Prozent des Serotonins wird beispielsweise in speziellen Zellen der Darmschleimhaut aus der essenziellen Aminosäure Tryptophan gebildet.[45]

Außerdem sind verschiedene gesundheitsfördernde Bakterienarten, die zu den Gattungen *Lactobacillus* und *Lactococcus* gehören, sowie *Bifidobacterium adolescentis* in der Lage, den Neurotransmitter GABA zu bilden. Er wirkt im Gehirn beruhigend.

Andere gesundheitsschädliche Bakterien wie einige *Bacillus*-Arten oder *Escherichia coli* reduzieren hingegen die Menge an Dopamin und Serotonin. In einer Studie wurde festgestellt, dass die Konzentration von Noradrenalin, einem Stresshormon, im Gehirn zunahm, nachdem *Bacillus Calmette-Guérin*-Bakterien in den Darm von Versuchstieren injiziert wurde.[46]

Gegenseitige Beeinflussungen

Keine Frage, Depressionen und Angststörungen werden meist durch traumatische Erlebnisse oder hohen psychischen Stress ausgelöst. Psychische Traumata gelten zudem als Risikofaktoren für die Entwicklung von ADHS und Autismus. Auch hier gibt es einen Zusammenhang mit dem Mikrobiom, denn psychischer Stress kann es innerhalb kürzester Zeit zerstören. Die bei uns als normal geltende Ernährung mit viel Getreide und Zucker trägt dann zur Manifestation der Störung bei.

Somit verläuft die Störung in zwei Richtungen. Durch emotionalen Stress, der im Gehirn entsteht, wird das Mikrobiom geschädigt. Das geschädigte Mikrobiom beeinflusst im Gegenzug das Gehirn. Das Gute daran: Auch die Heilung funktioniert in beide Richtungen. Gemüse, Nährstoffe und Sport heilen das Mikrobiom und somit das Gehirn. Achtsamkeitsübungen und Verhaltenstherapien, die vor allem die Abläufe im Gehirn verändern, wirken sich wiederum positiv auf das Mikrobiom aus.[47]

TIPP **45**

Allergien und Hautprobleme vom Darm aus behandeln

Typisch für Allergiker sind erhöhte IgE-Werte. IgE ist ein Antikörper, der eine Schlüsselrolle bei allergischen Reaktionen wie Heuschnupfen, Neurodermitis und Asthma einnimmt. Es gibt zig verschiedene Antikörper dieser Art, sie kommen auch bei Nichtallergikern vor. Sie erkennen Fremdstoffe und bekämpfen sie. Bei Allergikern bilden sich jedoch IgE gegen harmlose Substanzen wie Pollen, Hausstaubmilben oder bestimmte Nahrungsmittel.

Niedriges sIgA, hohes IgE

sIgA ist ein anderer Antikörper, er kommt vor allem im Speichel und im Darm vor. Die Zellen der Darmschleimhaut stellen ihn her, bei gesunden Erwachsenen fast vier Gramm pro Tag. sIgA wehrt im Darm Fremdstoffe ab.

Verschiedene Wissenschaftler haben inzwischen herausgefunden, dass es einen Zusammenhang zwischen dem schützenden sIgA und überreagierendem IgE gibt. In Finnland wurden Säuglinge und Kleinkinder untersucht. Jene mit höheren sIgA-Werten im Alter von sechs Monaten entwickelten später im Leben weniger häufig Asthma, Heuschnupfen und Neurodermitis. Außerdem hatten sie niedrigere IgE-Werte.

Entzündungen im Darm führen zu IgE-Überreaktionen

Bei den Säuglingen, die später Allergien entwickelten und somit erhöhte IgE-Werte aufwiesen, fanden Forscher erhöhte Calprotectin-Werte im Stuhl. Calprotectin ist Teil des angeborenen Immunsystems. Erhöhte Werte entstehen durch eine Ansammlung weißer Blutkörperchen im Darm. Das ist wiederum ein Hinweis auf eine entzündliche Darmerkrankung.[48]

In Südkorea wurden Kinder, die an Neurodermitis litten, ebenfalls untersucht. Auch bei ihnen waren die Werte des fäkalen Calprotectins erhöht.[49]

In einer anderen Studie wurde herausgefunden, dass eine ganze Reihe entzündlicher Veränderungen im Darm zur Bildung von IgE führen. Die IgE-Überreaktion führt dann zu Allergien gegen Pollen, Hausstaubmilben oder andere ungefährliche Substanzen.

Allergien sind heilbar

Heilt der Darm, heilen Heuschnupfen, Asthma und Neurodermitis. Das ist vielen Schulmedizinern bislang noch nicht bekannt. Wahrscheinlich liegt es daran, dass es durchschnittlich 17 Jahre dauert, bis Erkenntnisse der Wissenschaft in den Arztpraxen ankommen. Der Darm und sein Einfluss auf Allergien werden jedoch erst seit wenigen Jahren untersucht. Daher wird es noch etwas dauern, bis der Allergologe keine Antiallergika mehr verschreiben und stattdessen Zucker und Gluten verbieten sowie Gemüse und hochwertige Proteine empfehlen wird.

sIgA erhöhen

Für die Heilung von Allergien sind hohe sIgA-Werte hilfreich. Deren Synthese wird durch kurzkettige Fettsäuren stimuliert. Sie werden durch Bakterien hergestellt, die sich im Dickdarm befinden. Diese Bakterien brauchen vor allem Ballaststoffe, wie sie in Gemüse und Obst vorkommen. Außerdem wirken sich Omega-3-Fettsäuren positiv auf die Synthese von sIgA aus.

sIgA kann im Darm von Säuglingen über die Muttermilch erhöht werden. Hierzu muss natürlich die Mutter über viel sIgA verfügen. Kommt der Antikörper in ihrem Darm reichlich vor, ist seine Konzentration in der Muttermilch ebenfalls hoch.

TIPP 46

Wissen, was Parkinson und Alzheimer mit dem Darm zu tun haben

Immer mehr Menschen leiden an Parkinson oder Alzheimer. Bei beiden Erkrankungen sterben Nervenzellen im Gehirn ab. Erst seit kurzer Zeit werden auch Darmprobleme als treibende Kräfte für die Entstehung dieser beiden neurodegenerativen Erkrankungen untersucht.

Fehlendes Dopamin führt zum Zittern bei Parkinsonpatienten

Typisch für Parkinsonpatienten sind das Zittern von Armen und Beinen in Ruhe, verlangsamte und steife Bewegungen und im fortgeschrittenen Stadium ein maskenhaftes Gesicht mit nur geringer Mimik. Grund ist ein Dopaminmangel, denn der Botenstoff, der für Motivation sorgt, ist auch an der Regulierung von Bewegungen beteiligt. Es kommt zu dem Mangel, da die Zellen im Gehirn absterben, die für die Herstellung von Dopamin verantwortlich sind.

Zellen sterben nicht grundlos

Im Dickdarm von Parkinsonpatienten befinden sich weniger Bakterien, die kurzkettige Fettsäuren herstellen. Das Nervensystem ist aber auf eine gute Versorgung mit diesen Fettsäuren angewiesen. Sie schützen es vor chronischen Entzündungen, fördern die Bildung von Mikroglia-Zellen, das sind bestimmte Immunzellen für das Nervensystem, und regulieren ihre Genaktivität. Ein Mangel an kurzkettigen Fettsäuren kann dazu führen, dass Nervenzellen absterben.

Im Darm von Parkinsonpatienten kommen zudem zu viele *Akkermansia*-Bakterien vor. Bei den meisten chronischen Erkrankungen ist es umgekehrt, da fehlen sie. Kommen sie aber zu zahlreich vor, reduzieren sie zu sehr den wichtigen Schleim, den Mukus. Die Zellen der Darmschleimhaut kommen mit der Bildung von neuem Schleim nicht hinterher. Der Mukus wird immer dünner. Die darunterliegenden Zellen sind nicht mehr geschützt und entzünden sich.[50]

Weitere Darmprobleme bei Parkinson

Neben einem gestörten Mikrobiom leiden viele Parkinsonpatienten auch an einer Fehlbesiedelung des Dünndarms, einem Leaky Gut und den typischen chronischen Entzündungsreaktionen, die mit den anderen Veränderungen einhergehen.

Auch Alzheimer beginnt im Darm

Wissenschaftler aus Tübingen haben einen Zusammenhang zwischen dem Mikrobiom und Alzheimererkrankungen entdeckt. Die Veränderungen im Mikrobiom treten Jahre bis Jahrzehnte vor den ersten Alzheimer-Symptomen auf. Stuhlproben könnten somit genutzt werden, um das Alzheimer-Risiko frühzeitig abzuschätzen. Noch besser ist es natürlich, Alzheimer erst gar keine Chance zu geben, indem man ein Leben lang für ein gesundes Mikrobiom sorgt.

Butyratmangel und ein fehlender Wachstumsfaktor

Wie bei Parkinsonpatienten mangelt es im Darm von Alzheimerkranken an Bakterien, die kurzkettige Fettsäuren herstellen. Zellen des gehirneigenen Immunsystems nutzen sie jedoch als Energiequelle. Fehlt es an der kurzkettigen Fettsäure Butyrat, kommt es vermehrt zu schädlichen Veränderungen im Gehirn. Zudem sterben mehr Nervenzellen ab.

Butyrat kann als Nahrungsergänzungsmittel eingenommen werden. Damit sich vermehrt Butyrat bildende Bakterien im Darm ansiedeln ist der Verzehr von Gemüse sehr wichtig.

Andere Darmbakterien synthetisieren den Wachstumsfaktor BDNF (Brain-Derived Neurotrophic Factor). Er sorgt dafür, dass sich Nervenzellen miteinander verknüpfen. Dieser Vorgang findet immer statt, wenn man sich Neues merkt. Fehlen diese Bakterien, nimmt die Konzentration von BDNF im Gehirn ab. Das kann zu Gedächtnisproblemen führen, wie sie bei Alzheimerkranken auftreten.[51]

Neben den Bakterien, die BDNF herstellen, sorgt auch Sport für die vermehrte Synthese dieses wichtigen Wachstumsfaktors.

Insulinresistenz spielt ebenfalls eine Rolle

Zur Entstehung von Parkinson und Alzheimer trägt eine Insulinresistenz ebenfalls bei. Zellen reagieren nicht mehr auf das Hormon, welches die Aufnahme von Glucose und Fettsäuren steuert. Es kann dazu kommen, dass Nervenzellen von Glucose umspült werden, diese aber aufgrund ihrer Unempfindlichkeit gegenüber Insulin nicht mehr aufnehmen. Gleichzeitig stehen ihnen auch keine Fettsäuren für die Energieherstellung zur Verfügung, da die Aufnahme von Fetten durch hohe Insulinspiegel unterdrückt wird. Die Zellen geraten in eine Energiekrise, obwohl im Blut genügend Stoffe zur Energieherstellung zur Verfügung stehen. Die Stoffe gelangen aber nicht mehr in die Zellen. Es kann so weit gehen, dass den Nervenzellen die Energie für ihr Überleben fehlt und sie absterben.[52]

Insulinresistenz und chronische Darmprobleme

Eine Insulinresistenz entsteht durch den Verzehr von zu viel Zucker und anderen leeren Kohlenhydraten wie Getreideprodukten, weißem Reis und Kartoffeln. Wer diese Lebensmittel in großen Mengen zu sich nimmt, isst meist zu wenig Gemüse. Diese schlechte Ernährungsweise verändert das Mikrobiom des Darms, lässt ihn durchlässiger werden und führt zu chronischen Entzündungsreaktionen.

Dysbiose, chronisch entzündete Zellen der Darmschleimhaut und Leaky Gut erhöhen jedoch wiederum das Risiko einer Insulinresistenz und damit letztlich auch das Risiko neurodegenerativer Erkrankungen.

TIPP 47

Ursachen von Autoimmunerkrankungen kennen

Mindestens zwei Mechanismen, die ihren Ursprung im Darm haben, tragen zur Entstehung von Autoimmunerkrankungen bei. Bei dem einen verändert eine Dysbiose des Mikrobioms das Immunsystem im gesamten Organismus. Bei dem anderen siedeln sich Darmbakterien in Gelenken oder Organen an, die daraufhin vom Immunsystem bekämpft werden.

Wenn das Immunsystem falsch reagiert

Bestimmte Zellen des Immunsystems, und zwar die T-Zellen, lernen, körpereigene Proteinstrukturen von körperfremden zu unterscheiden. Das ist wichtig, damit das Immunsystem nicht fälschlicherweise eigene Strukturen angreift. Selbst in einem gesunden Organismus kommt es jedoch immer wieder vor, dass sich T-Zellen bilden, die trotzdem körpereigene Proteine angreifen. Daher gibt es eine weitere Kontrollinstanz, sogenannte regulatorische T-Zellen. Sie können die Aktivität der falsch reagierenden Zellen unterdrücken.

Leider reagieren die regulatorischen Immunzellen sehr empfindlich auf chronische Entzündungsreaktionen, wie sie durch einen Leaky Gut entstehen. Bei chronischen Entzündungsreaktionen arbeiten die regulatorischen T-Zellen nicht mehr richtig. Sie halten die falsch programmierten Immunzellen nicht mehr davon ab, körpereigene Strukturen anzugreifen. Es kommt zu Autoimmunreaktionen.

Darmbakterien am falschen Ort

Nach einer neuen Theorie gibt es einen weiteren Auslöser für Autoimmunerkrankungen. Darmbakterien, die aufgrund eines Leaky Gut in den Körper gelangen, werden vom Immunsystem bekämpft. Lagern sie sich beispielsweise in Gelenken ab, werden beim Kampf gegen die Bakterien auch Körperzellen des Gelenks in Mitleidenschaft gezogen.

Zur Bestätigung ihrer Theorie untersuchten Wissenschaftler Personen, die an systemischem Lupus erythematodes erkrankt waren. Sie fanden bei ihnen das Darmbakterium *Enterococcus gallinarum* im Lebergewebe. Das Immunsystem bekämpfte es, sie litten an Leberentzündungen. Patienten, die an anderen Arten von Autoimmunerkrankungen der Leber litten, zeigten ebenfalls diesen Befall. Bei Gesunden war das Bakterium hingegen nicht zu finden.[53]

Rheumatoide Arthritis und der Darm

Es gibt Anzeichen, dass ähnliche Mechanismen auch zu anderen Autoimmunerkrankungen führen. So wurde bei Personen, die an rheumatoider Arthritis litten, DNA des Bakterium *Prevotella* in den Gelenken gefunden. Dieser Fund lässt darauf schließen, dass entweder das Bakterium selbst oder nur einzelne Bestandteile des Bakteriums aus dem Darm in die Gelenke gelangen und dort vom Immunsystem bekämpft werden. Dabei wird auch das Gelenk selbst angegriffen. Es kommt zu den typischen Schmerzen und Schwellungen.

Bakterien, die zu MS beitragen

In einer anderen Studie wurden bestimmte Bakterienbestandteile im Gehirn von Patienten mit Multipler Sklerose nachgewiesen. Auch auf sie reagiert das Immunsystem mit Entzündungsreaktionen und zerstört dabei die Myelinschicht der Nervenzellen.

Bakterien im Pankreas und Diabetes Typ 1

In der Bauchspeicheldrüse (fachsprachlich Pankreas) von Patienten mit Diabetes Typ 1 wurden ebenfalls Bakterien, die normalerweise im Darm vorkommen, identifiziert. Das Immunsystem bekämpft sie, wobei auch das Pankreas angegriffen wird. Daraufhin kann die Bauchspeicheldrüse nicht mehr genügend Insulin herstellen.[54]

Darmbakterien, die zu Endometriose führen

Endometriose, die Wucherungen von Gebärmuttergewebe außerhalb der Gebärmutter, ist noch nicht gut erforscht. Nicht jede Frau mit nachgewiesenen Wucherungen leidet unter den für Endometriose typischen Schmerzen, die besonders während der monatlichen Regel auftreten. Andere Frauen, bei denen nur wenig zusätzliches Gewebe wuchert, leiden jedoch stark. Nach neusten Erkenntnissen sind wahrscheinlich nicht die Wucherungen an sich das Problem, sondern entzündliche Reaktionen in den Wucherungen. Diese stammen von Darmbakterien, die aufgrund eines Leaky Gut in den Unterleib gelangen und dort vom Immunsystem bekämpft werden.

Der Darm und Hashimoto

Hashimoto ist eine der häufigsten Autoimmunerkrankungen der Schilddrüse. Bisher wurde zwar noch nicht nachgewiesen, dass auch zu dieser Erkrankung entwichene Darmbakterien beitragen, aber auszuschließen ist es nicht.

Allerdings gibt es eine Vielzahl an Studien, in denen ein Zusammenhang zwischen Hashimoto und einem gestörten Darm festgestellt wurde. In Brasilien wurde beispielsweise die Zusammensetzung der Darmbakterien von 40 Hashimoto-Patienten mit der von 53 gesunden Personen verglichen. Es zeigten sich signifikante Unterschiede. Unter anderem war die Anzahl der *Bacteroides*-Arten bei den Hashimoto-Patienten erhöht und *Bifidobakterien* kamen nur vermindert vor. Zudem litten die Hashimoto-Patienten viel häufiger an einem Leaky Gut im Vergleich zu den Gesunden.[55]

Meist kommen mehrere Ursachen zusammen

Viele Autoimmunerkrankungen beginnen nach Virusinfektionen. Beispielsweise entsteht Diabetes Typ 1 oft nach viralen Darminfektionen. Während der akuten Erkrankung steigt die Durchlässigkeit des Darms stark an. Das ergibt auch Sinn, denn somit gelangen Krankheitserreger aus dem Darm in das Blut- und Lymphsystem, wo Immunzellen sowie Antikörper sie bekämpfen.

Aber nicht jede Virusinfektion führt zu einer Autoimmunerkrankung. Da müssen einige Faktoren zusammenkommen. Ein gesundes Immunsystem wird Darmbakterien, die im Organismus herumschwirren, schnell wieder Herr. Ist das Immunsystem jedoch geschwächt, kommt es zu einem Dauerkampf. Die Bakterien vermehren sich außerhalb des Darms. Das Immunsystem kämpft und kann sie doch nicht ganz vernichten. Bei dem Kampf werden auch körpereigene Zellen beschädigt.

Darm heilen und Immunsystem stärken

Die gute Nachricht: Autoimmunerkrankungen sind somit heilbar. Beispiele dafür gibt es viele wie die berühmte MS-Patientin Terry Wahls. Sie saß einst im Rollstuhl und ist nun wieder topfit. Eine meiner Patientinnen litt an weit fortgeschrittenem Lupus. Sie saß ebenfalls im Rollstuhl. Auch sie ist wieder kerngesund. Heilung gelingt, indem man den Darm mit der richtigen Ernährung und Entspannung heilt und das Immunsystem mit Sport und den richtigen Nährstoffen stärkt.

TIPP **48**

Streunende Darmbakterien führen zu Herz-Kreislauf-Erkrankungen

Herz-Kreislauf-Erkrankungen sind der Grund von rund einem Drittel aller Todesfälle. Betroffene leiden meist über Jahre oder Jahrzehnte an Bluthochdruck und Atherosklerose. Nach neusten wissenschaftlichen Erkenntnissen ist an Herz-Kreislauf-Erkrankungen der Darm beteiligt.

Im Darm von Betroffenen nehmen Menge und Vielfalt gesundheitsschädlicher Bakterien zu. Gesundheitsfördernde Mikroorganismen nehmen hingegen ab. Außerdem wird der Darm durchlässiger. Fremdstoffe sowie Bakterien verlassen ihn und dringen in den Blutkreislauf ein.

Darmbakterien in Plaques

Lösen sich Plaques, also Ablagerungen in den Blutgefäßen, die im Rahmen einer Atherosklerose auftreten, kommt es zu einem Herzinfarkt oder einem Schlaganfall. Dabei passiert Folgendes: Eine Ablagerung wird durch ein Blutgefäß gespült. An einer engen Stelle bleibt sie hängen und verstopft das Gefäß. Alle Zellen, die hinter der verstopften Stelle liegen, erhalten keinen Sauerstoff und keine Nährstoffe mehr. Sie sterben innerhalb kürzester Zeit ab.

Plaques entstehen meist, indem die Zelloberfläche der Blutgefäße von Zucker angegriffen wird. Man kann es sich wie winzige Verletzungen auf der Haut vorstellen. Dringt dort Dreck ein, kommt es zu Entzündungen. In den Blutgefäßen ist es ähnlich, nur dringt in die offenen Stellen kein Dreck ein, sondern Cholesterin. Das Immunsystem reagiert auch in diesem Fall mit Entzündungsreaktionen.

Wissenschaftler aus Australien haben zudem Darmbakterien in Plaques nachgewiesen. Sie gehören da natürlich nicht hin. Das Immunsystem bekämpft sie, die entzündlichen Veränderungen in Plaques nehmen zu. Die anhaltenden Entzündungsreaktionen machen es unmöglich, dass die winzigen Verletzungen in den Blutgefäßen heilen.

Chronische Entzündungsreaktionen

Typisch für Herz-Kreislauf-Erkrankungen sind chronische Entzündungsreaktionen im gesamten Organismus. Sie beginnen teilweise im Darm. Patienten mit Herz-Kreislauf-Problemen weisen meist eine verminderte Anzahl bestimmter Bakterienarten auf, die die Entstehung von T-Zellen regulieren. T-Zellen sind ein wichtiger Bestandteil des Immunsystems. Sie erkennen körperfremde Substanzen und bekämpfen sie. Sind zu wenige T-Zellen im darmeigenen Immunsystem aktiv, nehmen Entzündungsreaktionen im Darm zu. Sie können sich im gesamten Organismus ausbreiten.

Weniger Butyrat produzierende Bakterien führt zu Bluthochdruck

Die kurzkettige Fettsäure Butyrat bindet an einen Rezeptor des Nervensystems. Dieser gibt wiederum das Signal, den Blutdruck zu senken. Sind zu wenige kurzkettige Fettsäuren vorhanden, werden zu wenige dieser Rezeptoren aktiviert. Der Blutdruck steigt.[56]

Kurzkettige Fettsäuren bilden sich im Dickdarm, wenn besonders viel ballaststoffreiches Gemüse verzehrt wird. Die besten Blutdrucksenker finden Sie somit in der Gemüseabteilung Ihres Biomarktes oder im eigenen Gemüsegarten.

TIPP 49

Übergewicht – wenn die Appetitzügler im Darm fehlen

Übergewicht entsteht nicht durch einen Energieüberschuss, wie leider immer noch viele annehmen. Die Vorstellung »zu viel Energie rein und zu wenig Energie raus macht dick« ist falsch.

Übergewicht ist viel komplexer. Den meisten Übergewichtigen fehlen wichtige Nährstoffe, sie sind ständig hungrig und essen daher. Außerdem sind bei Übergewichtigen der Fettstoffwechsel gestört und wichtige Hormone aus dem Gleichgewicht geraten. Zusätzlich haben Übergewichtige meist ein gestörtes Mikrobiom. Der Darm ist mit zu vielen schädlichen und zu wenigen gesundheitsfördernden Darmbakterien besiedelt.

Übergewichtigen fehlt meist das Darmbakterium *Akkermansia muciniphila*

Bei normalgewichtigen, gesunden Menschen macht *A. muciniphila* drei bis fünf Prozent der gesamten Bakterienmasse aus. Übergewichtige haben entweder viel weniger *A. muciniphila* in ihrem Darm oder fast gar keine Bakterien dieser Art. Mit erheblichen Folgen. Denn das Bakterium ist nicht nur an der Bildung des schützenden Mukus beteiligt, es beeinflusst auch den Fettstoffwechsel positiv.

A. muciniphila bildet die kurzkettige Fettsäure Propionat. Sie ist wiederum an der Regulation des Fettstoffwechsels beteiligt. Steigt die Konzentration kurzkettiger Fettsäuren, bilden sich weniger neue Fettzellen. In einer Studie konnte gezeigt werden, dass allein durch den Anstieg von Propionat im Darm Körperfett abnimmt und auch die Verfettung der Leber nachlässt.[57]

Die Menge an *A. muciniphila* im Darm nimmt zu, wenn man sich zum Großteil von Gemüse und Salat ernährt. Auch Beerenobst, Rhabarber und Grapefruit oder Grapefruit-Extrakt fördern die Vermehrung des Bakteriums. Das Gewürz Kurkumin, Grüntee sowie Grüntee-Extrakt wirken ebenfalls positiv.

Kurzkettige Fettsäuren regulieren Appetit

Viele Übergewichtige haben zu wenige Bakterien im Darm, die kurzkettige Fettsäuren wie Butyrat, Propionat und Acetat herstellen, und haben daher immer Hunger. Der Grund: Kurzkettige Fettsäuren veranlassen die Zellen der Darmschleimhaut, ein bestimmtes Hormon herzustellen. Es heißt Peptid YY. Dieses Hormon steigert die Absorption von Wasser und Mineralstoffen aus dem Dickdarm. Ist das Hormon üppig vorhanden, steigt somit die Nährstoffversorgung, obwohl man nicht einmal mehr Nährstoffe zu sich nimmt. Außerdem steigert das Hormon das Sättigungsgefühl.[58] Die kurzkettige Fettsäure Acetat stimuliert zudem die Freisetzung des Hormons Leptin. Ist viel Leptin im Blut enthalten, hat man keinen Hunger.

PRAXISTIPP

Probiotika und Gemüse zum Abnehmen

Die Einnahme von Probiotika kann das Abnehmen erleichtern, da es die Entwicklung eines gesunden Mikrobioms fördert.

Probiotika allein wirken aber keine Wunder. Daher ist immer darauf zu achten, dass der Großteil der Ernährung aus Gemüse besteht, ausreichend Proteine aufgenommen und vor allem Kohlenhydrate gestrichen werden.

Somit heilt der Darm schnell. Gesundheitsfördernde Bakterien beeinflussen daraufhin den Fettstoffwechsel positiv und sorgen für ein ausgeprägtes Sättigungsgefühl. Das macht das Schlankbleiben leicht.

TIPP 50

Ein Grund für Fatigue liegt im Darm

Unter die Begriffe Myalgische Enzephalomyelitis/Chronisches Fatigue-Syndrom (ME/CFS) fallen viele verschiedene Beschwerden und Symptome. Sie haben jedoch eines gemeinsam: eine lang anhaltende, enorme Erschöpfung. Oft leiden Betroffene zudem an Schlaf- und Konzentrationsstörungen sowie an einer erhöhten Infektanfälligkeit.

Bevor die Krankheit entsteht, sind meist entscheidende Abläufe im Organismus aus dem Gleichgewicht geraten. Oft ist das Immunsystem über Jahre geschwächt, außerdem funktionieren die Mitochondrien, die Kraftwerke der Zellen, nicht richtig. Wenn dann ein zusätzlicher Infekt dazukommt, läuft das Fass über, die Fatigue-Erkrankung ist da.

Patienten mit Fatigue zeigen signifikante Veränderungen im Darm

In mehreren Studien konnte mittlerweile nachgewiesen werden, dass von Fatigue Betroffene ein gestörtes Mikrobiom haben, insbesondere haben sie weniger Bakterien im Darm, die kurzkettige Fettsäuren wie Butyrat herstellen. Viele ME/CFS-Patienten leiden zudem an einem Leaky Gut und somit an chronischen Entzündungen im gesamten Organismus. Außerdem liegen Veränderungen in der Verbindung zwischen Darm und Gehirn vor, was unter anderem an einem gestörten Tryptophan- und Kynurenin-Stoffwechsel liegt.[59] Mehr dazu in Tipp 57.

Fatigue durch häufige Antibiotika-Einnahme

Antibiotika beschädigen nachweislich das Mikrobiom. Mittlerweile gehen einige Wissenschaftler davon aus, dass die häufige Einnahme von Antibiotika das Risiko einer Fatigue-Erkrankung erhöht. Interessanterweise findet man ähnliche, gesundheitsschädliche Veränderungen im Mikrobiom nach der Einnahme von Antibiotika wie bei Personen, die an einer Fatigue-Erkrankung leiden.

Auch Schmerzmittel, die zur Gruppe der nichtsteroidalen Antiphlogistika (NSAID) zählen, schädigen das Mikrobiom. Bislang gibt es aber noch keine Studie, die einen Zusammenhang zwischen der häufigen Einnahme von Medikamenten mit dieser Wirkungsart und dem vermehrten Auftreten von Fatigue-Erkrankungen festgestellt hat. Aufgrund der Auswirkungen von Schmerzmitteln auf das Mikrobiom ist die Einnahme von Ibuprofen zur Behandlung von ME/CFS jedoch problematisch. Das Medikament zählt zu den NSAID. Eine mögliche weitere Beeinträchtigung des Mikrobioms ist in Betracht zu ziehen.

Erhöhtes Risiko für Long COVID

Long COVID wirft immer noch viele Fragen auf. Besonders weil jeder betroffen sein kann. Selbst junge Menschen, die akut kaum erkrankt waren.

Wissenschaftler aus Hongkong haben nun eine Erklärung gefunden. Die Betonung liegt auf eine, denn es gibt viele weitere Erklärungen. Sie alle tragen wahrscheinlich gemeinsam zur Entstehung von Long COVID bei.

Die Forscher untersuchten die Zusammensetzung der Darmbakterien von Gesunden, an COVID-19 Erkrankten und von Patienten, die an Long COVID litten. Jene, die an Long COVID litten, hatten eine verringerte Bakterienvielfalt im Darm, im Vergleich zu denjenigen, die keine Spätfolgen entwickelten. Vor allem mangelte es ihnen an den gesundheitsfördernden Bakterien *Bifidobacterium pseudocatenulatum, F. prausnitzii, R. inulinivorans, Roseburia hominis* und *Blautia obeumand.* Außerdem befanden sich vermehrt gesundheitsschädliche Bakterien wie *Ruminococcus gnavus* und *Bacteroides vulgatus* im Dickdarm.

Laut den Wissenschaftlern schwächt das gestörte Mikrobiom das Immunsystem. Als Folge kommt es zu den für Long COVID typischen Zellschäden und physiologischen Veränderungen.[60]

Fatigue und Long COVID sind komplex

Krankheiten, die zu einer Erschöpfung führen, zeigen sich in vielen verschiedenen Facetten. Bei einigen Betroffenen kommt es zur Reaktivierung des Epstein-Barr-Virus oder des Humane Herpesvirus Typ 6. Oft ist der Energiestoffwechsel reduziert und es fehlen essenzielle Nährstoffe.

Eine Heilung gelingt daher nur ganzheitlich, indem man seine Ernährung verändert, sich bewegt, aber nicht überlastet, ausreichend schläft, das Immunsystem mit den richtigen Nährstoffen boostet und den Darm heilt. Alle Veränderungen, die sich positiv auf den Darm auswirken, beeinflussen auch direkt andere wichtige Abläufe im Organismus positiv.

PRAXISTIPP

Fatigue heilen

Als Erstes ist es gut, eine positive Einstellung einzunehmen: Fatigue ist heilbar! Die Zeiten der ständigen Erschöpfung werden vorübergehen.

Fatigue-Symptome nehmen ab, je besser es dem Darm geht. Daher sollten Sie Ihren Darm heilen, wie in diesem Buch beschrieben.

Oft sind bei Fatigue auch die Mitochondrien beschädigt. Wie Sie diese heilen können, erfahren Sie in meinem Buch *Lebensenergie. Das Wunder des Energiestoffwechsels. Alles über Erschöpfung, Dauermüdigkeit und Fatigue – und wie wir sie besiegen*, Heyne, 2022.

TIPP 51

Die Ursache rheumatoider Arthritis kennen

In der Schulmedizin gilt rheumatoide Arthritis als nicht heilbar. Behandelt wird mit Medikamenten. Sind Gelenke sehr stark beschädigt, werden sie durch künstliche ersetzt. In sehr schlimmen Fällen kommt es sogar zu Amputationen.

Grund der Gelenkentzündungen liegt im Darm

Bislang warf die Erkrankung viele Rätsel auf. Wie kommt es zu den Entzündungen in den Gelenken, zu den Schwellungen und den Schmerzen? Wie bei vielen Beschwerden wird davon ausgegangen, dass mehrere Faktoren zusammenkommen müssen. Bislang galten vor allem Übergewicht und Rauchen als Risikofaktoren. Rheumatoide Arthritis geht aber auch häufig mit Parodontitis oder Allergien einher. Interessanterweise schaden sowohl die genannten Risikofaktoren als auch die häufig parallel auftretenden Erkrankungen dem Darm.

Internationale Studie stellt Zusammenhang fest

In einer Studie, bei der Wissenschaftler aus Großbritannien, den USA und Frankreich zusammengearbeitet haben, wurde festgestellt, dass Patienten, die an rheumatoider Arthritis leiden, eine vermehrte Darmdurchlässigkeit aufzeigten. Im Vergleich zu gesunden Probanden fanden sich im Blut der Erkrankten vermehrt Marker wie I-FABP. Das deutet auf einen Leaky Gut, einen undichten Darm hin. Je mehr I-FABP und weitere Marker sich im Blut der Erkrankten befanden, umso stärker waren die rheumatischen Beschwerden.

Rheumatoide Arthritis verläuft meist schubweise. Auch hier fanden die Wissenschaftler einen Zusammenhang. Während der Krankheitsschübe war der Darm besonders durchlässig.[61]

Darmbakterien in den Gelenken

Wahrscheinlich gelangen über den Blutkreislauf Darmbakterien in die Gelenke, wie es bei anderen Autoimmunerkrankungen ebenfalls der Fall ist. Das Immunsystem erkennt die Bakterien, sie gehören dort nicht hin. Es bekämpft sie, wobei Knorpel- und Knochenzellen in Mitleidenschaft gezogen werden.

Fehler im Immunsystem

Wissenschaftler aus den USA fanden heraus, dass Patienten, die an rheumatoider Arthritis leiden, Bakterien der Art *Prevotella copri* im Darm aufweisen. Bei Gesunden findet sich diese Art meist nicht. Laut der Studie beeinflusst dieses Bakterium jedoch das Immunsystem. Ist *P. copri* im Darm vorhanden, entstehen vermehrt bestimmte Immunzellen (Th17). Sie verlassen das darmeigene Immunsystem und breiten sich im Organismus aus. Gelangen sie in die Gelenke, lösen sie dort Entzündungen aus und greifen Knorpel- sowie Knochengewebe an.[62]

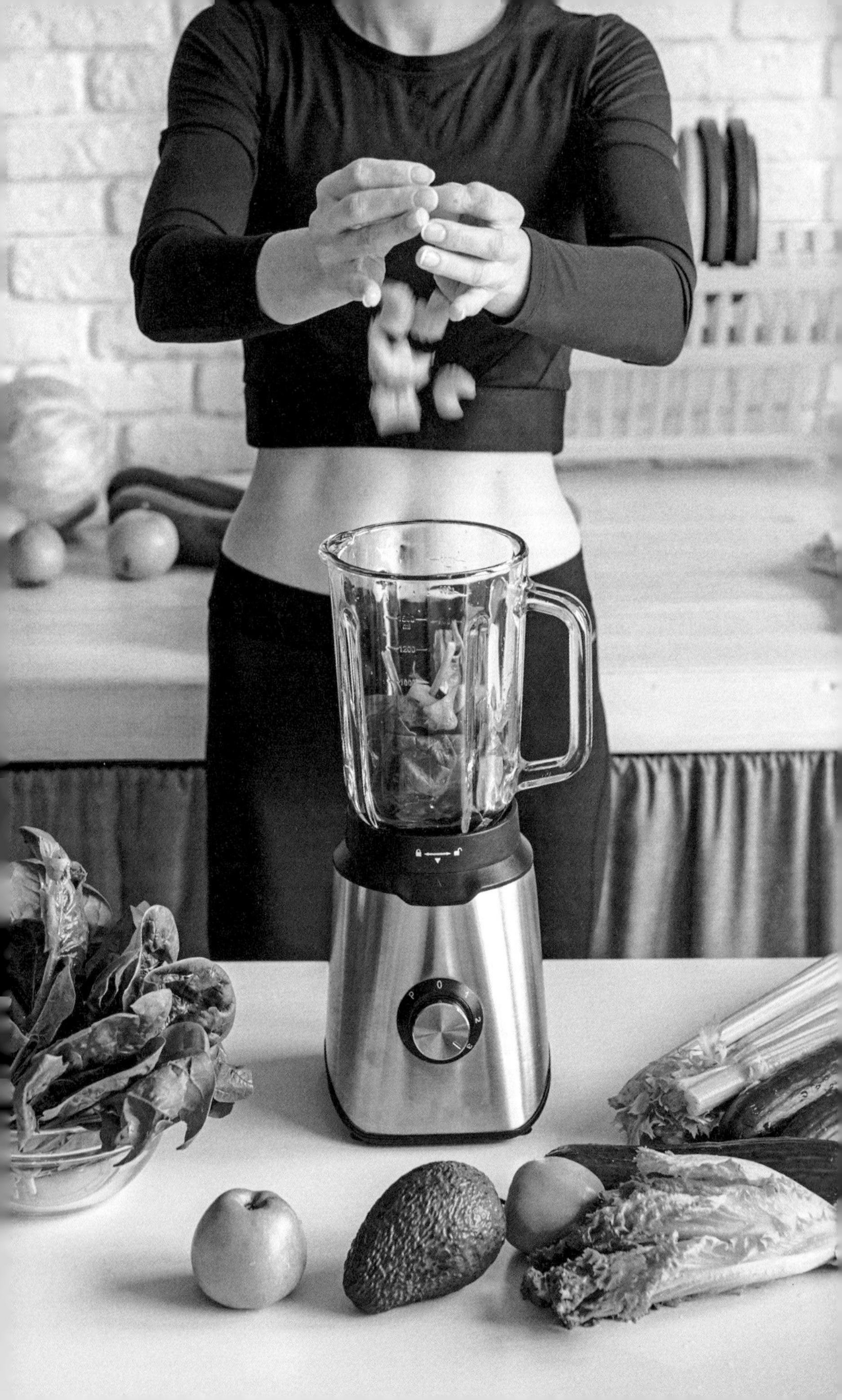

Den Darm heilen

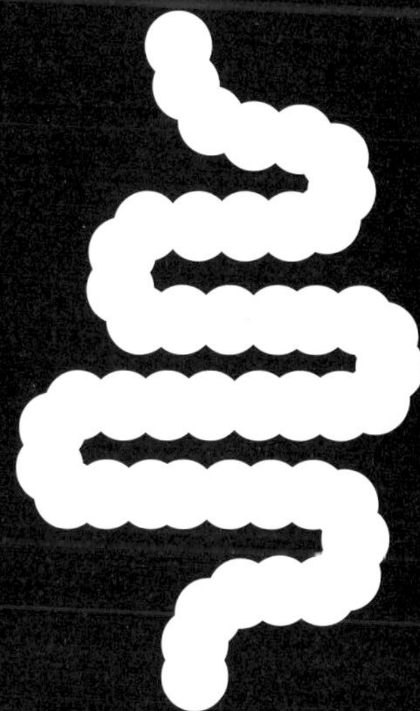

Der Darm heilt vor allem mit Gemüse. Das reicht aber nicht. Er braucht auch essenzielle Nährstoffe wie Proteine, Zink, Magnesium, Omega 3 und Vitamin D, und zwar in der richtigen Dosis. Dazu sind Bewegung und Entspannung ebenso wichtig.

TIPP 52

Auf das Timing kommt es an

Der Körper hat eine innere Uhr. Bestimmte Hormone werden nur zu bestimmten Zeiten gebildet, einige Gene sind besonders während des Tages aktiv, andere während der Nacht. Die innere Uhr steuert die Bildung von Verdauungsenzymen sowie der Magen- und Gallensäure. Außerdem steuert sie den Zeitpunkt der Zellerneuerung in der Darmschleimhaut und die Bildung des Mukus.

Die innere Uhr wirkt sich auch auf die Zusammensetzung des Mikrobioms aus. Interessanterweise verläuft die Signalübermittlung aber nicht in Form einer Einbahnstraße, auch das Mikrobiom ist an der Regulation der inneren Uhr beteiligt.

Jetlag und Essen während der Nacht führen zu Dysbiose

Die Zusammensetzung des Mikrobioms verändert sich nicht nur aufgrund des Tag-Nacht-Rhythmus. Einen stärkeren Einfluss hat die Nahrungsaufnahme. Direkt nach einer Mahlzeit nimmt die Menge bestimmter Bakterien zu. Nach einigen Stunden ohne weitere Nahrungsaufnahme sieht die Zusammensetzung des Mikrobioms schon wieder anders aus. Isst man während des Tages, am besten sogar, wenn es draußen noch hell ist, stimmen die tageszeitlichen Veränderungen des Mikrobioms mit denen, die durch die Nahrungsaufnahme entstehen, überein. Isst man jedoch während der Nacht, kommt es zu problematischen Veränderungen im Mikrobiom. Das wirkt sich wiederum auf viele weitere Abläufe im Organismus aus, die alle von der inneren Uhr gesteuert werden.

Schichtarbeiter und Partygänger sind von dem Problem besonders betroffen. Wer nachts arbeitet, isst häufig nachts auch eine Mahlzeit oder mehrere Snacks. Das hilft, die Zeit bis zum Morgen durchzuhalten. Das bringt das Mikrobiom durcheinander. Infolgedessen steigt das Risiko an Diabetes oder Herz-Kreislauf-Erkrankungen zu leiden.

Viele, die lang und ausgiebig feiern, fangen ebenfalls nachts noch einmal an zu essen. Sie brauchen Energie, um weiter tanzen oder trinken zu können. Auch das wirkt sich problematisch auf das Mikrobion, die innere Uhr und weitere Abläufe im Organismus aus.[63]

Problematisch sind auch Reisen zwischen sehr unterschiedlichen Zeitzonen. Das bringt den Tag-Nacht-Rhythmus sowie die Essenszeiten stark durcheinander. In einer Studie wurde mittlerweile festgestellt, dass Jetlag zur Dysbiose führen kann.

Lieber nur zwei- oder dreimal pro Tag essen, als ständig snacken

Die Nahrungsaufnahme gibt der Bauchspeicheldrüse das Signal zur Produktion wichtiger Verdauungsenzyme. Isst man über den Tag verteilt viele Snacks, muss die Bauchspeicheldrüse ständig für Nachschub sorgen. Auf Dauer geht es der wichtigen Drüse jedoch besser, wenn sie nur wenige Male am Tag in Aktion treten muss und zwischenzeitlich keine Verdauungsenzyme herstellen muss.

Das Essen auf drei, zwei oder sogar nur eine ordentliche Mahlzeit pro Tag zu beschränken, erhöht zudem das Sättigungsgefühl und die Nährstoffaufnahme. Denn ein voller Magen gibt den Speisebrei nur langsam an den Dünndarm ab. Im Dünndarm kann er dann in Ruhe von den Verdauungsenzymen verarbeitet werden.

Wer sich No Carb ernährt, mit allen essenziellen Nährstoffen versorgt ist und zudem sehr viel Gemüse verspeist, wird problemlos mit nur einer oder zwei Mahlzeiten am Tag auskommen. Selbst Hunger wird dann kein Problem mehr sein, er stellt sich erst nach sehr langen Zeiten ohne Nahrung ein.

Weniger Mahlzeiten – weniger Krankheiten

Wer nur ein- oder zweimal pro Tag isst – dafür aber richtig – leidet seltener an chronischen Erkrankungen als Personen, die sich durch den Tag snacken. Das zeigen mehrere aktuelle Studien.[64]

TIPP 53

Gemüse in allen Formen und Farben

Gemüse und Obst sind für einen gesunden Darm essenziell. Sie enthalten viele komplexe Kohlenhydrate, die von den Darmbakterien zur Herstellung kurzkettiger Fettsäuren verwendet werden. Solche Kohlenhydratmoleküle werden Ballaststoffe genannt. Lebensmittel tierischen Ursprungs enthalten fast keine Ballaststoffe. Je mehr Gemüse und Obst verzehrt wird und somit viele verschiedene Ballaststoffe aufgenommen werden, umso höher ist die Biodiversität des Mikrobioms. Besonders gesundheitsfördernde Ballaststoffe werden auch als Präbiotika vermarktet. Nicht zu verwechseln mit Probiotika, die aus lebenden Mikroorganismen bestehen.

Gemüse- und Obstvielfalt führt zu Bakterienvielfalt

Jedes Obst und jedes Gemüse enthält leicht unterschiedliche Inhaltsstoffe und leicht unterschiedlich aufgebaute komplexe Kohlenhydrate. Das wirkt sich auf die Diversität der Bakterienarten im Darm aus. Sie alle sind auf verschiedene Stoffe spezialisiert. Die einen fermentieren Ballaststoffe, die vor allem in Brokkoli vorkommen, andere die des Spinats. Je mehr verschiedene Gemüse- und Obstsorten verzehrt werden, umso höher die Anzahl gesundheitsfördernder Darmbakterien.

Wasserlösliche Ballaststoffe

Es gibt wasserlösliche und wasserunlösliche Ballaststoffe. Im Darm führen sie zu unterschiedlichen Effekten.

Wasserlösliche Ballaststoffe quellen im Magen und im Darm auf, weil sie Wasser binden. Das ist gut so, denn dies füllt zunächst den Magen sehr stark. Die Dehnung des Magens führt zur Freisetzung des Hormons Ghrelin. Es lässt das Gefühl entstehen, satt zu sein. Außerdem führt ein gedehnter Magen dazu, dass sich sein Inhalt langsamer entleert. Kleine Portionen Nahrungsbrei werden gemächlich an den Dünndarm abgeben. Das wirkt sich wiederum förderlich auf die Verdauung aus, da für die enzymatische Zersetzung und die Nährstoffaufnahme mehr Zeit zur Verfügung steht. Im Darm angekommen, quellen wasserlösliche Ballaststoffe noch einmal auf, wodurch der Darm gedehnt wird. Die Dehnung gibt das Signal zur vermehrten Darmbewegung (Peristaltik). Wasserlösliche Ballaststoffe beugen somit Verstopfung vor. Durch den Verzehr vieler wasserlöslicher Ballaststoffe nimmt außerdem das Stuhlvolumen zu und die Stuhlkonsistenz verbessert sich.

Der Verzehr großer Mengen wasserlöslicher Ballaststoffe senkt zudem den Cholesterinspiegel, und zwar durch folgenden Mechanismus: Die Leber produziert kontinuierlich Gallensäure. Sie wird für die Aufnahme von Fetten aus dem Darm benötigt. Interessanterweise entsteht Gallensäure selbst aus Fetten, und zwar aus Cholesterin. Wasserlösliche Ballaststoffe binden Gallensäuren im Stuhl. Wird viel Gallensäure und das in ihr enthaltene Cholesterin ausgeschieden, muss die Leber vermehrt Gallensäure bilden, dabei wird wieder Cholesterin verbraucht.

Wasserlösliche Ballaststoffe stecken vor allem in Gemüse und Obst. Wobei sie auch einen kleinen Anteil an wasserunlöslichen Ballaststoffen enthalten. Damit die wasserlöslichen Ballaststoffe im Magen und im Darm gut aufquellen können, muss genügend Flüssigkeit zur Verfügung stehen. Daher ist regelmäßiges Trinken so wichtig.

Wasserunlösliche Ballaststoffe

Wasserunlösliche Ballaststoffe werden fast unverändert wieder ausgeschieden. Ganz unnütz sind sie trotzdem nicht, da allein ihr Volumen die Darmperistaltik anregt. Die vermehrten Darmbewegungen führen zu einem schnellen Weitertransport des Nahrungsbreis, wodurch auch Giftstoffe schnell abtransportiert werden. Allerdings fördern auch wasserlösliche Ballaststoffe die Darmbewegungen. Daher ist der gezielte Verzehr von wasserunlöslichen Ballaststoffen nicht notwendig. Wasserunlösliche Ballaststoffe kommen vor allem in Getreideprodukten und Reis vor. Aber auch einige Hülsenfrüchte sind reich an wasserunlöslichen Ballaststoffen. Weißmehl enthält hingegen fast keine Ballaststoffe. Sie werden bei der Erzeugung herausgesiebt.

Ballaststoffgehalt verschiedener Lebensmittel[65]

	Lebensmittel	Ballaststoffgehalt in Gramm (pro 100 Gramm Lebensmittel)
Getreideprodukte und Kartoffeln		
	Haferflocken	9,5
	Kartoffeln	1,9
	Reis (poliert/Vollkorn)	2,1/4,0
Nüsse, Samen und Kerne		
	Erdnüsse	7,1
	Flohsamenschalen	75
	Haselnüsse	7,4
	Leinsamen (ungeschält)	35
	Mandeln	9,3
	Pistazien	6,5
	Sonnenblumenkerne	63
Hülsenfrüchte		
	Kichererbsen	4,4
	Linsen	2,8
	Erbsen (gekocht)	4,1
Gemüse		
	Brokkoli	3,0
	Blumenkohl	2,9

	Lebensmittel	Ballaststoffgehalt in Gramm (pro 100 Gramm Lebensmittel)
	Grünkohl	4,8
	Gurken	0,9
	Karotten	2,9
	Paprika	2,0
	Rosenkohl	4,4
	Salat (Kopfsalat)	1,6
	Spinat	1,8
	Tomaten	1,4
	Weißkohl	3,0
Obst		
	Äpfel	2,0
	Bananen	2,0
	Birnen	2,8
	Brombeeren	3,0
	Himbeeren	4,7
	Johannisbeeren	3,5
	Orangen	2,2
	Stachelbeeren	3,4

Vom Gemüse zum Zellschutz

Ballaststoffe werden im Dickdarm von Bakterien verarbeitet. Vor allem fermentieren die Bakterien wasserlösliche Ballaststoffe. Dabei entstehen verschiedene Fettsäuren, insbesondere Acetat, Butyrat und Propionat. Wasserunlösliche Ballaststoffe werden kaum fermentiert, aus ihnen entstehen daher kaum kurzkettige Fettsäuren. Ballaststoffe aus Gemüse und Obst sind somit viel wertvoller als Ballaststoffe aus Vollkornbrot. Die kurzkettigen Fettsäuren dienen den Bakterien wiederum als Energie. Aber auch die Zellen der Darmschleimhaut, Zellen des Immunsystems und Zellen des Nervensystems nutzen sie als Energiequellen.

Je mehr Energie den Zellen der Darmschleimhaut zur Verfügung steht, umso gesünder sind sie. Eine gesunde Darmschleimhaut ist wiederum dicht und in der Lage, Aminosäuren, Mineralstoffe und Vitamine aufzunehmen. Außerdem wirken alle kurzkettigen Fettsäuren als Genschalter. Sie regulieren die Gene des Immunsystems. Sie aktivieren die Gene zur Entstehung entzündungshemmender Botenstoffe. Daher sind Gemüse und Obst für einen gesunden Darm ein Muss.

Bakteriengattungen, die kurzkettige Fettsäuren produzieren [66]

Bakteriengattung	Erzeugte Fettsäure		
	Acetat	Butyrat	Propionat
Akkermansia	✓		✓
Bacteroides	✓	✓	✓
Bifidobacterium	✓	✓	✓
Eubacterium	✓	✓	✓
Faecalibacterium		✓	
Lactobacillus	✓		
Prevotella	✓	✓	✓
Ruminococcus	✓		

Selbst-Check

Esse ich ausreichend Gemüse, heimisches Obst, Nüsse und Pilze?

Ich habe täglich Stuhlgang.	j	n
Mein Stuhl gleicht einer dicken Wurst.	j	n
Ungefähr 2/3 der von mir aufgenommenen Nahrungsmenge besteht aus Gemüse, Obst, Beeren, Pilzen, Samen, Nüssen und Kernen.	j	n
Ich esse eine Vielzahl verschiedener Gemüse- und Obstsorten.	j	n
Nach einer Mahlzeit bin ich stundenlang satt. (Wobei zu beachten gilt, dass auch Proteine und Fette sehr gut sättigen.)	j	n

Wenn Sie alle Fragen mit Ja beantwortet haben, essen Sie wahrscheinlich ausreichend Gemüse, heimisches Obst, Beeren, Nüsse, Pilze und Hülsenfrüchte. Je häufiger Sie mit Nein geantwortet haben, umso größer ist die Wahrscheinlichkeit, dass Sie nicht ausreichend Ballaststoffe zu sich nehmen.

TIPP 54

Sekundäre Pflanzenstoffe wirken entzündungshemmend

Alle pflanzlichen Nahrungsmittel enthalten jede Menge verschiedener sekundärer Pflanzenstoffe. Viele sind noch gar nicht bekannt. Ebenfalls weiß man auch nur von einigen, wie sie auf den Organismus wirken. Sekundäre Pflanzenstoffe können sehr verschieden sein. Einige sorgen für die Färbung von Obst und Gemüse, andere schützen die Pflanze vor UV-Strahlung, wieder andere wehren Schädlinge ab, weitere sorgen für die Festigkeit der Pflanzen, wieder andere schützen sie vor Feuchtigkeitsverlust und vieles mehr. All diese Stoffe entfalten aber auch Wirkungen im menschlichen Organismus.

Genschalter

Sekundäre Pflanzenstoffe verändern die Genaktivität. Bislang wurden mehrere Mechanismen festgestellt, bei denen die Pflanzenstoffe Gene auf gesund stellen. Besonders wirkungsvoll verändern sie die Gene für das Immunsystem. Unter anderem fördern sie die Bildung entzündungshemmender Botenstoffe. Besonders wirksam sind beispielsweise Quercetin, Curcuminoide (aus Kurkuma) sowie Traubenkern-Extrakt. Diese und wahrscheinlich viele weiteren sekundären Pflanzenstoffe stärken das darmeigene Immunsystem.

Indirekte Wirkung durch Veränderung des Mikrobioms

Pflanzenstoffe verändern zudem die Zusammensetzung der Darmbakterien zum Positiven. Äpfel, Beeren, reiner Kakao und Grüntee fördern beispielsweise die Vermehrung der gesundheitsfördernden *Bifido-* und *Lactobakterien*. Die Menge an *Akkermansia muciniphila* nimmt zu, wenn man Cranberrys und Trauben verzehrt. Selbst schädliche Bakterien können durch bestimmte sekundäre Pflanzenstoffe zurück gedrängt werden. Schwarzer und grüner Tee reduzieren *Firmicutes Bak-*

terien, Oregano drängt *Klebsiellen, E. coli* und *Enterobacter* zurück und Äpfel, reiner Kakao sowie grüner Tee reduzieren *Clostridien*. Nimmt die Anzahl gesundheitsfördernder Bakterien zu und die gesundheitsschädlicher ab, wirkt sich das wiederum auf die Zellen der Darmschleimhaut und den Mukus aus. Der Darm heilt.

Darmbakterien stellen weitere gesundheitsfördernde Stoffe her

Einige Darmbakterien bilden aus den sekundären Pflanzenstoffen weitere Substanzen wie beispielsweise Phenolsäure. Sie wird aus dem Darm resorbiert und wirkt im gesamten Organismus antioxidativ. Phenolsäure entschärft freie Radikale und reduziert dadurch oxidativen Stress.[67]

Selbst-Check

Esse ich eine ausreichende Vielfalt an sekundären Pflanzenstoffen

Ich esse täglich eine große Portion Gemüse.	j	n
Ich trinke täglich grünen oder schwarzen Tee.	j	n
Ich esse eine Vielzahl an unterschiedlichem Gemüse in unterschiedlichen Farben (hellgrün, dunkelgrün, gelb, orange, rot, violett, weiß).	j	n
Ich verspeise eine Vielzahl verschiedener Beeren.	j	n
Ich verwende beim Kochen viele verschiedene Kräuter und Gewürze.	j	n

Je häufiger Sie mit Ja geantwortet haben, umso wahrscheinlicher nehmen Sie ausreichend sekundäre Pflanzenstoffe zu sich.

TIPP 55

Proteine für ein starkes Immunsystem und eine starke Darmschleimhaut

Wie das gesamte Immunsystem besteht auch das darmeigene Immunsystem zum Großteil aus Proteinen. Aus ihnen werden Antikörper, Botenstoffe und bestimmte Strukturen der Immunzellen gebildet. Daher sind Proteine für die Gesundheit so wichtig. Proteine bestehen aus Aminosäuren. Bestimmte Aminosäuren nutzt das Immunsystem zudem als Energiequelle. Aber nicht nur das, Proteine werden auch zur Bildung von Antioxidantien verwendet. Diese reduzieren Entzündungsreaktionen. Es kommt aber nicht nur darauf an, dass man genug Proteine, in Form von Eiern, Geflügel, Fleisch, Fisch, Nüssen und Samen oder Proteinshakes zu sich nimmt. Es kommt vor allem darauf an, dass bestimmte Aminosäuren nicht fehlen dürfen!

Stimmt die Versorgung mit allen wichtigen Aminosäuren, klingen Entzündungsreaktionen ab, es werden vermehrt wichtige Abwehrzellen gebildet sowie der wichtige Antikörper sIgA.

Glutaminsäure

Glutaminsäure ist eine der am häufigsten vorkommenden Aminosäuren in der Ernährung. Sie ist nicht essenziell, aber trotzdem außerordentlich wichtig. Im Blut ist sie allerdings nur in geringen Mengen zu finden. Die Zellen der Darmschleimhaut nutzen sie als Energiequelle. Die Energie verwenden sie zur Bildung neuer Zellen und dichter Verbindungen zwischen den Zellen. Die Energie wird auch für den Transport von Nährstoffen, die Bildung von Verdauungsenzymen und zur Herstellung des Mukus genutzt. Aus Glutaminsäure entsteht zudem Glutamin, eine weitere Aminosäure, die für die Gesundheit des Darms außerordentlich wichtig ist.

Arginin

Das Immunsystem ist auf Arginin angewiesen. In den Abwehrzellen (Leukozyten) wird aus Arginin Stickstoffmonoxid (NO) gebildet. Die Zellen verwenden NO, um damit schädliche Bakterien oder angegriffene Zellen zu töten. Außerdem fördert NO die Bildung neuer Abwehrzellen.

Arginin unterstützt die Gesundheit des Darms über einen weiteren Weg, und zwar über die Bildung des Mukus. Steht viel Arginin zur Verfügung, nimmt die Bildung der schützenden Schleimschicht zu.

Threonin

Ebenso wie Arginin fördert Threonin die Bildung des Mukus. Die essenzielle Aminosäure erhöht darüber hinaus die Barrierefunktion. Wird ausreichend Threonin über die Nahrung aufgenommen, sind die Tight Junctions stabiler, der Darm ist dicht.

Methionin und Cystein

Die beiden schwefelhaltigen Aminosäuren tragen zur Synthese von Glutathion bei, das stärkste körpereigene Antioxidans. Glutathion wirkt somit Entzündungsreaktionen entgegen. Es wirkt aber nur, wenn auch ausreichend Selen vorhanden ist. Cystein kann im Körper aus Methionin entstehen. Trotzdem ist es sinnvoll, mit beiden Aminosäuren gut versorgt zu sein.[68]

Glutamin und Tryptophan

Die beiden Aminosäuren sind für die Gesundheit des Darms besonders wichtig. Mehr dazu in Tipp 56 und Tipp 57.

Proteinversorgung im Blick

Proteinhaltige Lebensmittel wie Eier oder Fleisch bestehen nicht aus reinem Protein, sondern enthalten auch Fette, Wasser und weitere Bestandteile. Um einen guten Überblick zu bekommen, lohnt es sich, eine Zeit lang alle proteinhaltigen Lebensmittel vor dem Verzehr abzuwiegen. Es gibt Webseiten und Apps, mit deren Hilfe man den Proteingehalt der Lebensmittel herausfinden kann.

Ich empfehle mindestens 1,2 Gramm Protein pro Kilogramm Körpergewicht pro Tag. Bei Sportlern liegt der Wert etwas höher, da sollten es 1,5 Gramm sein. Leistungs- und Extremsportler sollten eine höhere Menge Protein pro Tag zu sich nehmen.

PRAXISTIPP !

Lassen Sie Ihre Aminosäuren untersuchen

Viele Labore bieten die Untersuchung der Aminosäuren an.
Sie können Ihre Ergebnisse mit folgenden Empfehlungen vergleichen:

Arginin	110-180 µmol/l	19,2-31,4 mg/l
Glutamin	205-750 µmol/l	30-110 mg/l
Histidin	60-110 µmol/l	9,3-17,0 mg/l
Isoleucin	58-117 µmol/l	7,6-15,4 mg/l
Leucin	110-217 µmol/l	14,4-28,5 mg/l
Lysin	139-240 µmol/l	20,3-35,1 mg/l
Methionin	25-40 µmol/l	3,7-6,0 mg/l
Phenylalanin	51-109 µmol/l	8,4-18,0 mg/l
Taurin	54-170 µmol/l	6,8-21,3 mg/l
Threonin	118-210 µmol/l	14,1-25,0 mg/l
Tryptophan	36-125 µmol/l	7,4-25,5 mg/l
Valin	206-317 µmol/l	24,1-37,1 mg/l

TIPP 56

Glutamin – die Alleskönner-Aminosäure

Die Aminosäure Glutamin kann in einem kranken Darm Wunder bewirken. Sie fördert die Bildung des Mukus. Nimmt die Schleimschicht zu, sind die Zellen der Darmschleimhaut besser geschützt, chronische Entzündungsreaktionen nehmen ab.

Außerdem trägt Glutamin zur Heilung eines Leaky Gut bei. Ist die Aminosäure in ausreichenden Mengen im Darm vorhanden, verbinden sich die Zellen der Darmschleimhaut durch ihre Tight Junctions wieder besser. Die Barrierefunktion nimmt zu. Es gelangen keine Nahrungspartikel, Darmbakterien oder andere Stoffe aus dem Darm in den Körper. Das Immunsystem muss nicht mehr dagegen ankämpfen, chronische Entzündungsreaktionen nehmen ab.

Stress »klaut« Glutamin

Anhaltender psychischer Stress gilt als häufiger Mitauslöser chronischer Darmerkrankungen. Glutamin spielt hier eine zentrale Rolle. Denn durch Stress sinkt der Glutaminspiegel im gesamten Körper, auch im Darm. Der Mukus wird geschwächt. Bakterien, Viren, andere Fremdkörper und auch Nahrungspartikel dringen daraufhin bis zur Zellschicht des Darms vor. Es kommt zu chronischen Entzündungsreaktionen.

Durch den niedrigen Glutaminspiegel wird der Darm immer durchlässiger. Stoffe, die eigentlich nur in den Darm gehören, gelangen in den restlichen Körper.[69]

Glutamin fördert die Bildung von sIgA

Zum Schutz des Darms trägt vor allem sIgA bei. Dieser spezielle Antikörper schützt die Darmzellen vor den Angriffen von Bakterien, Viren oder anderen Krankheitserregern. In einem gesunden Darm kommt er üppig vor. In einem kranken mangelt es oft an sIgA. Glutamin steigert die körpereigene Produktion von sIgA.

Nicht essenziell, aber trotzdem wichtig

Glutamin gehört zu den nicht essenziellen Aminosäuren. Das heißt, der Körper kann sie selbst herstellen. Ob er es in ausreichender Menge tut, ist oft fraglich.

Einige Wissenschaftler finden die Einteilung in essenzielle und nicht essenzielle Aminosäuren ungünstig. Oft genug kommt es zu der Situation, dass der Körper eine Aminosäure zwar herstellen kann, dies aber nicht in ausreichenden Mengen tut. Die Wissenschaftler würden Aminosäuren lieber anhand ihrer Funktionen klassifizieren. Zu den funktionellen Aminosäuren zählen all jene, die eine oder mehrere Funktionen im Organismus übernehmen. Ganz egal ob der Körper sie selbst herstellen kann oder nicht. Glutamin zählt klar zu den funktionellen Aminosäuren.[70]

PRAXISTIPP

Glutamin richtig einnehmen

Nehmen Sie zur Unterstützung Ihrer Darmgesundheit täglich L-Glutamin ein.

Die Dosis sollte etwa 10 Gramm betragen.

Sie sollten die Aminosäure in mehreren Portionen über den Tag verteilt einnehmen.

TIPP **57**

Darmbakterien bauen Heilsbringer aus Tryptophan

Chronischer Stress und chronische Entzündungsreaktionen lassen den Cortisolspiegel in die Höhe schießen. Das Stresshormon aktiviert daraufhin ein Enzym, welches Tryptophan abbaut. Fehlt Tryptophan, fehlt es an Serotonin, dem Glückshormon. Der Tryptophanmangel wirkt sich auch negativ auf die Darmgesundheit aus. Er wird durchlässiger, die Zusammensetzung der Darmbakterien verändert sich, der Mukus nimmt ab und im darmeigenen Immunsystem befinden sich vermehrt entzündungsfördernde Botenstoffe.

Tryptophan ist essenziell

Tryptophan ist eine der essenziellen Aminosäuren, der Körper kann sie nicht selbst herstellen. Daher muss sie über die Nahrung aufgenommen werden. Tryptophan kommt besonders reichhaltig in proteinhaltigen Lebensmitteln wie Fleisch, Fisch, Geflügel, Eiern, aber auch in Hülsenfrüchten und Sojabohnen vor.

Die verschiedenen Wege des Tryptophans

Tryptophan wird im Darm auf drei verschiedenen Wegen genutzt:

Ein Teil gelangt in spezielle Zellen der Darmschleimhaut. Hier wird aus der Aminosäure das Glückshormon Serotonin gebildet. Es wirkt entspannend, was sich wiederum positiv auf die Darmgesundheit auswirkt.

Der Großteil gelangt in den Kynurenin-Stoffwechsel, in dem unter anderem Kynureninsäure entsteht. Die Säure schützt vor allem Nervenzellen und NAD. Die zuletzt genannte Substanz, ist ein wichtiges Transportmolekül im Energiestoffwechsel. Besonders der Schutz der Nervenzellen wirkt entspannend, was wiederum die Darmgesundheit unterstützt.

Ein kleiner Teil des Tryptophans wird von Darmbakterien aufgenommen. Es handelt sich zwar nur um etwa fünf Prozent, diese haben aber eine bedeutende und vor allem direkte Wirkung im Darm.

Darmbakterien bilden aus Tryptophan wichtigen Botenstoff

Einige Darmbakterien nehmen Tryptophan auf und bilden daraus ein Phytohormon. Es heißt Indol-3-Essigsäure und wird mit IAA (von englisch indole-3-acetic acid) abgekürzt. Phytohormone sind Botenstoffe, die in Bakterien und Pflanzen Wachstum und Entwicklung steuern. Sie wirken aber auch im menschlichen Organismus.

IAA lässt entzündungshemmende Stoffe entstehen und erhöht die Barrierefunktion

Bei einer hohen IAA-Konzentration werden weniger entzündungsfördernde und vermehrt entzündungshemmende Botenstoffe wie Interleukin 10 gebildet. Das trägt zur Heilung chronischer Darmerkrankungen bei, wirkt aber auch bei leichteren Darmproblemen unterstützend. IAA stößt zudem einen Prozess an, durch den die Barrierefunktion des Darms zunimmt. Außerdem verändert sich die Zusammensetzung der Darmbakterien positiv, wenn IAA in hoher Konzentration im Darm vorkommt. Tryptophan wirkt somit heilend.[71]

PRAXISTIPP !

Tryptophan einnehmen

Oft wird die Einnahme von 500 bis 1000 Milligramm Tryptophan pro Tag empfohlen.

Bei starken Darmproblemen kann die Dosis auf 3 bis 10 Gramm pro Tag erhöht werden. Die Einnahme erfolgt über den Tag verteilt.[72]

Liegt die Dosis zu hoch, kommt es zu Albträumen.

TIPP **58**

Passende Fette und Öle verwenden

Der menschliche Körper braucht Fett! Allerdings müssen es gesunde Öle und Fette sein. Dabei gilt es, auf feine Unterschiede zu achten.

Olivenöl wirkt heilend

Olivenöl besteht zum Großteil aus einfach ungesättigten Fettsäuren. In einigen Studien wurden mittlerweile ihre positiven Wirkungen auf die Darmgesundheit festgestellt. Der regelmäßige Verzehr von Olivenöl reduziert die Anzahl gesundheitsschädlicher Darmbakterien, erhöht die Bildung kurzkettiger Fettsäuren und wirkt sich positiv auf den Mukus sowie auf die Bildung von sIgA aus.[73]

Gesättigte und ungesättigte Fettsäuren

Der Körper benötigt beides, gesättigte und ungesättigte Fettsäuren. Zellmembranen bestehen beispielsweise aus einer Kombination beider Fettsäurearten. Allerdings sollte das Verhältnis zwischen gesättigten und ungesättigten Fettsäuren stimmen. Ein übermäßiger Konsum gesättigter Fettsäuren wirkt sich negativ auf das Mikrobiom aus. Gesättigte Fettsäuren kommen vor allem in tierischen Produkten, sowie in Kokos- und Palmöl vor. Wie gesagt, die Mengen sind entscheidend. Täglich etwas Butter, Kokosfett oder Butterschmalz sind empfehlenswert.

Omega-3- und Omega-6-Fettsäuren

Der Organismus braucht besonders mehrfach ungesättigte Fettsäuren in Form von Omega 3. Auf deren positive Wirkung wird im nächsten Tipp intensiv eingegangen. Die meisten Omega-6-Fettsäuren fachen hingegen Entzündungsreaktionen an und sollten gemieden werden.

Problem Transfette

Transfette werden zum Teil industriell hergestellt, damit Fette höher erhitzbar sind. Sie können aber auch in jeder Bratpfanne entstehen, wenn die falschen Öle oder Fette zum Kochen verwendet werden.

Transfette sind schädlich. Im Darm führen sie zu chronischen Entzündungsreaktionen und verändern das Mikrobiom. Sind Transfette vorhanden, werden sie zum Bau neuer Zellmembranen verwendet. Das ist ein Problem, denn es macht die Membranen unbeweglich. Besonders die Zellen der Darmschleimhaut sollten jedoch sehr beweglich sein.

Transfette meiden

Transfette kommen in Frittiertem wie Pommes frites, Frühlingsrollen oder auch frittiertem Gemüse vor. Die schädlichen Fette sind außerdem in vielen industriell hergestellten Süßwaren oder Knabbereien enthalten wie in Keksen, Donuts, Zwieback, Crackern, Kuchen, Blätterteiggebäck und Croissants oder Kartoffelchips, Popcorn oder gerösteten Nüssen. Sie stecken sogar in Frühstückscerealien und Müsliriegeln, in Panaden, Trockensuppen und Margarine. Auf diese Nahrungsmittel sollte auf jeden Fall verzichtet werden.

Versehentliche Transfette

Transfette entstehen jedoch auch, wenn natives bzw. kaltgepresstes Olivenöl über 130 °C erhitzt wird. Das ist in der Bartpfanne oder im Ofen schnell erreicht. Auch Butter darf nicht zu heiß werden. Sie sollte sich im Topf nicht bräunlich verfärben und niemals bei über 175 °C verwendet werden.

Zum Kochen und Braten sollte man daher am besten Butterschmalz oder Kokosfett benutzen. Sie bilden keine Transfette. Ghee ist übrigens nichts anderes als Butterschmalz.

TIPP **59**

Omega-3-Fettsäuren wirken direkt im Darm

Omega-3-Fettsäuren wirken generell entzündungshemmend. Daher hilft deren Einnahme bei fast allen Darmproblemen. In einer Studie mit Mäusen zeigte sich, dass Omega 3 vor allem zu einem Anstieg von Interleukin 10 führt. Dieses Cytokin wirkt entzündungshemmend. Außerdem nahm die Konzentration zweier entzündungsfördernder Botenstoffe (IL-1β and TNF-α) ab.

Positive Veränderung des Mikrobioms

In mehreren Studien an Menschen wie an Labortieren zeigte sich eine positive Wirkung von Omega 3 auf das Mikrobiom. Bei einer guten Versorgung mit diesen wichtigen Fettsäuren befinden sich weniger *Faecalibacterium* und mehr *Bacteroidetes* sowie Butyrat produzierende Bakterien im Darm. Das sind alles Zeichen eines gesunden Mikrobioms.[74]

Omega 3 heilt Leaky Gut

Viele Darmprobleme gehen mit einem Leaky Gut einher. In einer Studie an Mäusen wurde festgestellt, dass Omega 3 zur Heilung eines Leaky Gut beiträgt. Die essenziellen Fettsäuren wirken als Genschalter. Sie stellen Gene an, wodurch vermehrt bestimmte Proteine hergestellt werden, die die Tight Junctions stabilisieren. Tight Junctions sind die Verbindungsstellen zwischen den Zellen der Darmschleimhaut. Sind sie dicht, ist auch der Darm dicht. Lockern sie sich hingegen, gibt es Probleme. Das Protein, welches durch Omega 3 vermehrt hergestellt wird, heißt ZO3. Interessanterweise wurde dieser Effekt in der Mausstudie jedoch nur bei der Gabe höherer Omega-3-Konzentrationen festgestellt. Bei den Mäusen, die Omega 3 in der geringsten Dosis erhielten, heilten die Tight Junctions nicht. Das zeigt wieder einmal, dass Omega 3 oft erst wirkt, wenn die Dosis hoch genug ist.

Anstieg von sIgA

In der bereits erwähnten Mäusestudie wurde auch festgestellt, dass Omega 3 die Produktion des wichtigen Antikörpers sIgA ansteigen lässt. Der Antikörper wehrt im Darm Eindringlinge ab und sorgt für eine gesunde Zusammensetzung des Mikrobioms. Der Anstieg der sIgA-Produktion war dosisabhängig. Mäuse, die mehr Omega 3 erhielten, hatten höhere sIgA-Werte im Vergleich zu denen, die weniger erhielten.[75]

Auf die richtige Dosis kommt es an

Die richtige Dosis ist bei Omega 3 besonders wichtig. Wird zu wenig eingenommen, bleibt die erhoffte Wirkung aus. Das erklärt auch, warum es viele Studien gibt, in denen Omega 3 die Gesundheit nicht verbessert. Bei diesen Studien wurde schlichtweg mit zu geringen Dosen gearbeitet.

PRAXISTIPP !

Lassen Sie Ihren Omega-3-Index messen

Ihr Omega-3-Index sollte zwischen 8 und 11 Prozent liegen. Einige Wissenschaftler halten mittlerweile Werte von bis zu 16 Prozent für erstrebenswert.

Ein Mangel ist einfach durch die Einnahme hochwertiger Omega-3-Präparate zu beheben. Sie erkennen sie an den enthaltenen Mengen der Omega-3-Fettsäuren EPA und DHA. Eine Kapsel sollte mindestens 400 Milligramm EPA und 200 Milligramm DHA beinhalten.

Entsprechend Ihres Mangels können Sie zwischen zwei und sechs Gramm Omega 3 pro Tag einnehmen.

TIPP **60**

Vitamin A für Mukus, neue Darmzellen und gegen Dauerdurchfall

Für einen gesunden Darm ist eine ausreichende Versorgung mit Vitamin A essenziell. Das Vitamin übernimmt viele verschiedene Aufgaben. Es ist an der Neubildung von Darmzellen beteiligt, reguliert die Mukus-Synthese, fördert indirekt die Diversität der Bakterien im Darm und wirkt chronisch weichem Stuhl entgegen.

Neue Zellen für die Heilung

Vitamin A ist im gesamten Organismus an der Bildung neuer Zellen beteiligt. Das ist besonders wichtig für einen angegriffenen Darm, bei dem normalerweise Zellen entzündet sind. Der Darm heilt, wenn sie durch neue Zellen ersetzt werden. Patienten mit chronischen Darmentzündungen benötigen daher besonders viel Vitamin A und sollten auf ideale Blutwerte achten.

Schützende Schleimschicht und Bakteriendiversität

Außerdem beeinflusst das Vitamin die Muskusproduktion. Der Schleim schützt die Zellen der Darmschleimhaut vor schädlichen Bakterien. Produzieren die Zellen Schleim in der richtigen Menge, steigt die Artenvielfalt. Vitamin A beeinflusst somit indirekt die Bakterienvielfalt.

Vitamin-A-Mangel kann zu chronischem Durchfall führen

Fehlt Vitamin A hingegen, leidet die Schleimschicht. Dadurch vermehren sich schädliche Bakterien leichter. Das kann wiederum zu chronisch weichem Stuhl führen. In mehreren Studien wurde ein Zusammenhang zwischen niedrigen Vitamin-A-Spiegeln und Durchfall festgestellt, besonders bei Kindern.[76]

Retinol und Betacarotin

Als Vitamin A werden eine ganze Reihe verschiedener Verbindungen bezeichnet. Zu ihnen gehören alle Stoffe, die im Körper zu Retinal und Retinsäure umgebaut werden. Dann erst entfalten sie ihre spezifische Vitamin-A-Wirkung. In tierischen Lebensmitteln kommen Retinol und weitere Retinolverbindungen vor. In Gemüse und Obst befinden sich Betacarotin sowie weitere Carotinoide. Sie zählen zum Provitamin A. Sowohl Retinol, weitere Retinolverbindungen wie alle Arten des Provitamins A werden im Organismus zu Retinal und Retinsäure umgebaut.

Egal ob Retinol oder Betacarotin, sie alle sind fettlöslich. Damit sie im Dünndarm resorbiert werden, braucht es Fett aus Nahrungsmitteln. Daher sollte man Möhren am besten zusammen mit Olivenöl oder Butter verzehren. Bei tierischen Produkten ist es einfacher. Sie enthalten bereits das für die Retinolaufnahme benötigte Fett.

Im Inneren der Darmzellen kann Provitamin A bereits in Retinal umgebaut werden. Ein beachtlicher Teil des Retinols und der Carotinoide verlassen jedoch im gleichen Zustand die Darmzellen und werden für den Umbau in die Leber transportiert. Dort wird das Vitamin auch gespeichert.

PRAXISTIPP !

Vitamin-A-Mangel feststellen

Da ein Großteil des Vitamins in der Leber gespeichert ist, gibt der Vitamin-A-Status im Blutserum nur einen ungefähren Anhaltspunkt. Die Untersuchung ist trotzdem sinnvoll, da bei leerem Speicher auch die Verfügbarkeit im Blut abnimmt.

- Idealer Blutwert Vitamin A: 300–1100 µg/L bzw. 1,0–3,9 µmol/l.
- Neben dem Vitamin selbst sollte auch der Zinkstatus untersucht werden. Zink aktiviert das Enzym, welches Retinol in Retinal umbaut.
- Idealer Blutwert Zink: 780–1200 µg/L bzw. 11,9–18,4 µmol/l.

TIPP 61

Vitamin E verändert das Mikrobiom positiv

Vitamin E ist bekannt für seine antioxidative Wirkung. Es entschärft freie Radikale. Besonders viele freie Radikale entstehen während Entzündungsreaktionen, wie sie bei chronischen Darmproblemen herrschen. Das Vitamin kann aber auch schädliche Bakterien aktiv bekämpfen und verändert die Zusammensetzung des Mikrobioms.

Starkes Antioxidans

Freien Radikalen fehlen Elektronenpaare. Elektronen gibt es jedoch überall, in Enzymen, in Zellmembranen, in Transportproteinen. Geraten freie Radikale in einen direkten Kontakt mit anderen Strukturen, wandern Elektronenpaare aus den Enzymen oder Zellmembranen zu den freien Radikalen. Die freien Radikale werden dadurch entschärft, aber der Stoff, dem das Elektronenpaar entzogen wurde, ist beschädigt. Während Entzündungsprozessen entstehen besonders viele freie Radikale. Sie beschädigen daraufhin viele verschiedene Stoffe, was zu einer weiteren Zunahme der Entzündungsreaktionen führt.

Vitamin E wirkt dem entgegen, es überträgt Elektronenpaare an freie Radikale, macht sie also unschädlich. Vitamin E wird dadurch aber selbst nicht beschädigt. Daher ist Vitamin E für die Heilung von Darmerkrankungen essenziell.

Bekämpft schädliche Darmbakterien

Viele Bakterien benötigen Schleim, um sich zu vermehren. Dabei handelt es sich um einen anderen Schleim als den von der Darmschleimhaut hergestellten Mukus. Den Schleim, den die Bakterien benötigen, stellen sie selbst her. Er wird auch Biofilm genannt. Vitamin E greift diesen Biofilm an und unterbindet somit die Vermehrung einiger schädlicher Bakterien. Vitamin E wirkt dabei nur gegen den Schleim, den die Bakterien herstellen. Der Mukus bleibt unberührt.

Positiver Effekt auf Zusammensetzung der Darmbakterien

In mehreren Studien wurde nachgewiesen, dass Vitamin E das Mikrobiom positiv beeinflusst. Dabei ist nicht klar, ob die Abnahme von Entzündungsreaktionen oder die Wirkung gegen schädliche Bakterien oder eine Mischung aus beiden Veränderungen zu diesem Effekt führt.[77]

Vitamin-E-Zäpfchen

Werden Vitamine bei chronischen Darmentzündungen in Zäpfchenform angewendet, gelangen die heilenden Wirkstoffe einfacher an die Stellen, wo sie vor allem benötigt werden. In einer Studie, die im Iran durchgeführt wurde, erhielten Colitis-Patienten täglich über zwölf Wochen Vitamin-E-Zäpfchen mit 8.000 I.E. Ihr gesundheitlicher Zustand verbesserte sich signifikant, zwei Drittel der Probanden hatten danach keinerlei Probleme mehr.[78]

Vitamin E allein bewirkt jedoch keine Wunder, wenn man sich weiterhin falsch ernährt, andere Nährstofflücken hat und unter Dauerstress leidet.

PRAXISTIPP

Vitamin-E-Monitoring

Vitamin E gehört zu den fettlöslichen Vitaminen, es kann sich somit im Körper anreichern. Zu viel Vitamin E ist ebenso schädlich wie zu wenig. Daher sollte der Vitamin-E-Spiegel regelmäßig untersucht werden.

Idealer Blutwert: 7,6–23,1 mg/L bzw. 17,6–53,6 µmol/l.

Die Einnahme von hoch dosiertem Vitamin E ist nur sinnvoll, wenn man nachweislich an einem Mangel leidet.

Vitamin E hat eine blutverdünnende Wirkung. Wer gleichzeitig Blutverdünner oder Aspirin einnimmt, muss seine Blutgerinnung gut beobachten.

TIPP 62

Alleskönner im Darm – Vitamin C

Das Alleskönner-Vitamin wirkt auch im Darm stark und vielfältig. Es unterstützt die Vernichtung von schädlichen Bakterien, Pilzen und Viren, verändert die Zusammensetzung der Darmbakterien positiv, entschärft freie Radikale und kann sogar Blähungen reduzieren.

Verbesserung des Mikrobioms

Eine gute Versorgung mit Vitamin C führt zur Abnahme schädlicher Bakterien, Pilze und Viren im Darm. Das gesamte Mikrobiom verändert sich dadurch positiv. Vor allem steigt die Anzahl an Bakterien der Gattung *Collinsella,* zu ihr gehören verschiedene Arten. Befinden sich im Darm viele *Collinsella aerofaciens*-Bakterien, nimmt das Darmkrebsrisiko ab. Interessanterweise leben im Darm von Patienten, die an chronischen Darmentzündungen leiden, oft sehr wenige Bakterien dieser Art.

Des Weiteren nimmt die Menge an Bakterien, die kurzkettige Fettsäuren synthetisieren, bei einer guten Versorgung mit Vitamin C zu.

Bei Helicobacter pylori-Infektion braucht der Körper mehr

Eine *Helicobacter pylori*-Infektion erhöht das Magenkrebsrisiko erheblich. Daher sollte alles dafür getan werden, dem schädlichen Bakterium Einhalt zu gebieten. *Helicobacter pylori* raubt Vitamin C. Wer an einer Infektion mit dem schädlichen Bakterium leidet, sollte daher mehr von dem Alleskönner-Vitamin einnehmen als Personen, die das schädliche Bakterium nicht in zu hoher Anzahl in sich tragen.

Vitamin C entschärft freie Radikale

Wie Vitamin E entschärft auch Vitamin C freie Radikale. Dadurch nehmen Entzündungsreaktionen ab. Vitamin C und E arbeiten miteinander. Trifft Vitamin C, nachdem es ein Elektronenpaar an ein freies

Radikal abgegeben hat, auf Vitamin E, werden ebenfalls Elektronen übertragen. Vitamin C wird dadurch recycelt. Auf ein Neues kann es danach freie Radikale entschärfen. Umgekehrt funktioniert das System ebenfalls. Nachdem Vitamin E ein freies Radikal entschärft hat, kann es ein Elektronenpaar von Vitamin C erhalten. Das ist wichtig, denn Vitamin E wirkt vermehrt in fettreichen Umgebungen wie beispielsweise den Zellmembranen. Vitamin C wirkt hingegen mehr in wässrigen Umgebungen wie beispielsweise dem Inneren der Zellen.

Blähungen: Auf die richtige Menge Vitamin C kommt es an

Vitamin C kann Blähungen reduzieren, aber nur, wenn es in der richtigen Menge eingenommen wird. Wird das Vitamin in sehr hohen Konzentrationen eingenommen, kann es hingegen zu Blähungen, Durchfall oder Magenkrämpfen führen. Bei dem einen treten diese Erscheinungen früher auf als bei dem anderen. Daher muss jeder selbst ausprobieren, wo die individuelle ideale Dosis liegt.

PRAXISTIPP !

Vitamin-C-Einnahme

Die Einnahme von ein bis drei Gramm Vitamin C pro Tag ist für jeden empfehlenswert. Sie sollte über den Tag verteilt erfolgen.

Wer auf hoch dosiertes Vitamin C schnell mit Durchfall reagiert, kann ausprobieren, ob er liposomales Vitamin C besser verträgt. Dabei handelt es sich um eine Verbindung aus Vitamin C und Fetten.

Liposomales Vitamin C wird vom Darm leichter resorbiert.

TIPP 63

B-Vitamine für das Mikrobiom

Der Körper und das Mikrobiom benötigen B-Vitamine. Die essenziellen Stoffe sind an der Herstellung von Energie und an der Bildung neuer Zellen beteiligt. Sie stärken das Immunsystem und vieles mehr. Darmbakterien sind auf eine gute Versorgung mit B-Vitaminen ebenfalls angewiesen.

Aufnahme von B-Vitaminen ist dosisabhängig

Enthält die Ernährung nur wenige B-Vitamine, werden sie im Dünndarm mithilfe aktiver Transportproteine aufgenommen. Steigt deren Verfügbarkeit jedoch, kommt es zu einem passiven Transport im Dünndarm. Werden B-Vitamine in einer sehr hohen Dosis eingenommen, kann der Dünndarm sie nicht mehr alle aufnehmen. Ein Teil von ihnen gelangt bis in den Dickdarm.

Nahrung für das Mikrobiom

Besonders die im Dickdarm vorkommenden Butyrat bildenden Bakterien sind auf eine gute Versorgung mit B-Vitaminen angewiesen.[79] Allerdings müssen die B-Vitamine nicht unbedingt über die Nahrung in den Dickdarm gelangen. Viele Darmbakterien stellen verschiedene B-Vitamine auch selbst her. Sie werden daraufhin von den Butyrat bildenden und anderen Bakterien aufgenommen. Die Bakterien brauchen die Vitamine für ihr eigenes Leben und ihr Wachstum.

Vitamin-Synergien

Einige Bakterien können nur bestimmte B-Vitamine herstellen. Andere Bakterienarten stellen hingegen alle her. In einer Sache unterscheiden sie sich aber nicht. Sie geben die Vitamine an ihre Umgebung ab. Jene, die bestimmte B-Vitamine nicht selbst herstellen können, erhalten dadurch Zugang zu denen, die ihnen fehlen.

Ein Teil der von den Bakterien erzeugten B-Vitaminen gelangt sogar in den Organismus. 2,3 Prozent des täglichen Thiamin-Bedarfs (Vitamin B_1) wird beispielsweise durch Darmbakterien synthetisiert. Ein minimaler Anteil, wahrscheinlich ist er für den Körper nicht von Bedeutung. Anders ist es bei Bakterien, die Riboflavin (Vitamin B_2) herstellen. Wird das Vitamin einige Tage lang nicht über die Nahrung aufgenommen, springen die Bakterien ein und produzieren es in ausreichender Menge. Fast 40 Prozent der Darmbakterien sind zudem in der Lage, Biotin (Vitamin B_7) herzustellen. Allerdings erhält der Organismus nur einen Bruchteil davon, den Großteil verwenden die Bakterien selbst. Ähnlich verhält es sich bei Folsäure (Vitamin B_9). Vitamin B_{12} wird ebenfalls von einer Vielzahl von Bakterien hergestellt. Aber noch mehr Bakterien brauchen das Vitamin für ihr eigenes Leben und Wachstum. Daher ist die Vitamin-B_{12}-Synthese im Darm für die Versorgung des Organismus mit dem wichtigen Vitamin unerheblich.[80]

Nahrungsvitamine für das darmeigene Immunsystem

Aus der Nahrung aufgenommene B-Vitamine sind essenziell für das darmeigene Immunsystem. Ein Mangel an B-Vitaminen kann zu Durchfall und chronischen Entzündungsreaktionen führen. Eine gute Versorgung mit allen B-Vitaminen reduziert hingegen das Risiko chronischer Darmerkrankungen. Ist der Darm bereits angeschlagen, unterstützen die Vitamine die Heilung.

PRAXISTIPP !

Hochwertiges Vitamin-B-Komplex-Präparat einnehmen

Egal ob zur Vorbeugung oder zur Behandlung von Darmbeschwerden, ein hochwertiges Vitamin-B-Komplex-Präparat unterstützt die Gesundheit.

TIPP 64

Stärkt das Immunsystem und lässt Entzündungen abklingen – Vitamin D

Vitamin D übernimmt viele verschiedene Funktionen im Organismus. Besonders bekannt ist es für seine immunfördernde Wirkung. Das bezieht sich auch auf das darmeigene Immunsystem. Das Vitamin wirkt als Genschalter, wodurch vermehrt entzündungshemmende Stoffe gebildet werden. Besonders bei entzündlichen Darmerkrankungen wie Morbus Crohn und Colitis ulcerosa trägt Vitamin D zur Heilung bei.

Interessanterweise wurde in Studien festgestellt, dass Patienten mit chronischen Darmentzündungen meist einen zu niedrigen Vitamin-D-Spiegel haben. Zudem nimmt die Symptomatik der Erkrankung zu, je größer die Vitaminlücke ist.

Vitamin D verändert das Mikrobiom

Die Einnahme von hoch dosiertem Vitamin D verändert die Zusammensetzung des Mikrobioms. Das wurde mittlerweile ebenfalls in mehreren Studien festgestellt. Meist wurden 5.000 I.E. Vitamin D pro Tag verabreicht. Wie es zu der Veränderung kommt, ist allerdings noch nicht komplett geklärt. Es werden jedoch mehrere Möglichkeiten in Betracht gezogen.

Ein Weg erfolgt wahrscheinlich über die Veränderungen im darmeigenen Immunsystem. Entstehen dort weniger entzündungsfördernde Stoffe und mehr entzündungshemmende, wirkt sich das positiv auf die Zusammensetzung der Darmbakterien aus.

Ein weiterer Mechanismus liegt in der antimikrobiellen Wirkung des Vitamins. Es bildet Stoffe, die Pilze, Viren und Bakterien vernichten. Jetzt könnte man annehmen, dass Vitamin D dadurch das gesamte Mikrobiom ausradiert. Aber das passiert nicht. Viele Bakterien, Pilze und Viren im Darm werden von diesen Stoffen nicht angegriffen. Dieser Effekt verändert jedoch die Zusammensetzung des Mikrobioms.

Vitamin D in den ersten Lebensjahren

Die zusätzliche Einnahme von Vitamin D ist vor allem in den ersten Lebensjahren wichtig. Unter anderem beeinflusst sie die Zusammensetzung des Mikrobioms.

Sogar die Vitamin-D-Versorgung der Mutter wirkt sich auf das Mikrobiom des Kindes aus. Wissenschaftler nehmen an, dass sich bereits vor der Geburt Bakterien im Darm ansiedeln. Für eine gute Entwicklung des Mikrobioms ist es wichtig, dass der Fötus mit ausreichend Vitamin D über die Nabelschnur versorgt wird. Nach der Geburt beeinflusst das in der Muttermilch enthaltene Vitamin die weitere Entwicklung des Mikrobioms des Säuglings.[81]

PRAXISTIPP !

Vitamin-D-Einnahme

Vitamin-D-Mangel ist sehr weit verbreitet. Bevor man das Vitamin hoch dosiert einnimmt, sollte man seinen Vitamin-D-Spiegel testen lassen. Der ideale Wert liegt zwischen 70 und 80 ng/ml.

Bei einem Mangel können zwischen 5.000 und 9.000 I.E. pro Tag eingenommen werden.

Lassen Sie nach etwa drei Monaten Ihren Vitamin-D-Spiegel erneut kontrollieren. Liegt der Wert über 80 ng/ml reduzieren Sie die Einnahme. Wiederholen Sie die Blutanalyse mindestens zweimal pro Jahr.

Vitamin D muss im Körper in seine aktive Form umgewandelt werden. Dazu benötigt der Organismus Magnesium. Lassen Sie daher auch Ihren Magnesiumspiegel untersuchen und nehmen Sie den Mineralstoff zusätzlich ein.

Vitamin D sollte immer zusammen mit Vitamin K_2 eingenommen werden. Beide Vitamine wirken auf den Calciumstoffwechsel, wird nur Vitamin D, aber kein K_2 in hoher Dosis eingenommen, kann es zu Kalkablagerungen in den Blutgefäßen kommen.

TIPP 65

Zink kurbelt die Verdauung an und macht den Darm dicht

Einige Wissenschaftler gehen davon aus, dass ungefähr 20 Prozent der Europäer von einem Zinkmangel betroffen sind.[82] Allerdings gibt es kaum Studien, bei denen der Zinkspiegel im Blut gemessen wurde. Die Schätzung beruht auf Auswertungen von Ernährungsgewohnheiten. Einige Menschen essen jedoch ausreichend Zink, ihr Darm nimmt den Mineralstoff aber nur sehr schlecht auf. Bei anderen ist die Zink-Absorption aufgrund der Einnahme von Magensäureblockern gestört. Wahrscheinlich sind daher viel mehr als 20 Prozent von einem Zinkmangel betroffen.

Zink fördert die Synthese von Verdauungsenzymen

Zink ist am Bau und der Regulation vieler Enzyme beteiligt, so auch an einer Reihe von Verdauungsenzymen. Besonders stark sind die Enzyme für die Eiweißverdauung auf eine gute Zinkversorgung angewiesen. Fehlt es an Zink oder sind die Werte etwas zu niedrig, arbeiten diese Enzyme nicht mehr richtig oder sie werden nicht in ausreichender Form gebildet.[83]

Mangelt es jedoch an Enzymen, die von Zink abhängig sind, werden Proteine nicht mehr in ihre Aminosäuren zerlegt und können auch nicht mehr vom Körper aufgenommen werden. Der Mangel an Aminosäuren schwächt das Immunsystem. Das Risiko zu erkranken steigt.

Zink stärkt Tight Junctions

Die Zellen der Darmschleimhaut sind über sogenannte Tight Junctions miteinander verbunden. Bei einem Leaky Gut lösen sich diese Verbindungen und es entstehen mikroskopisch kleine Löchlein. Viele verschiedene Darm- und Verdauungsprobleme gehen mit diesem Phänomen einher.

Bestimmte Proteine sorgen für starke Tight Junctions. Zink fördert die Herstellung dieser Proteine, wodurch sich die Verbindungen zwischen den Zellen verbessern. Der Darm wird immer dichter und erlangt seine normale Barrierefunktion zurück. Jedoch nur, wenn auf schädliche Substanzen wie Zucker, Gluten und Alkohol verzichtet wird und sich die Zusammensetzung des Mikrobioms ebenfalls verbessert.

Manchmal muss es besonders viel Zink sein

Damit sich die positiven Effekte von Zink einstellen, muss die Versorgung mit dem Mineralstoff im optimalen Bereich liegen. Um das zu erreichen, müssen einige Menschen die zwei- bis dreifache Menge der normalerweise empfohlenen Dosis einnehmen.[84] Jeder Mensch ist anders, einige nehmen Zink auch sehr gut auf. Ihnen reicht sogar weniger als die empfohlene Dosis. Klarheit bringt nur eine Blutanalyse.

PRAXISTIPP

Zinkspiegel messen lassen

Ein gesunder Zinkspiegel– gemessen im Serum – liegt zwischen 900 und 1500 µg/l bzw. 13,8 und 22,9 µmol/l.

Wird im Vollblut gemessen, so sollte der Spiegel höher liegen.

Jedes Labor misst und interpretiert Werte etwas anders, daher sollten Sie sich auch am Ergebnis Ihres Labors orientieren.

Generell sind Werte im oberen Normbereich zu empfehlen.

Nehmen Sie Zink entsprechend der Stärke Ihres Mangels ein.

Wiederholen Sie die Untersuchung nach drei bis sechs Monaten und passen Sie gegebenenfalls Ihre Dosierung an.

TIPP **66**

Selen für eine starke Darmschleimhaut

Bei verschiedenen Darmerkrankungen wie Colitis ulcerosa, Morbus Crohn oder Reizdarmsyndrom sind Zellen der Darmschleimhaut entzündet. Angegriffen werden sie von Zellen des körpereigenen Immunsystems. Viele Patienten werden daher mit Immunsuppressiva behandelt, wobei etwa 20 Prozent auf die Medikamente überhaupt nicht ansprechen. Ihre Beschwerden bleiben unverändert. Bei anderen verbessern sich zwar die Darmprobleme, die Einnahme von Immunsuppressiva bringt aber etliche Probleme mit sich. Eine erhöhte Infektanfälligkeit und ein erhöhtes Krebsrisiko sind typisch. Außerdem kommt es durch die Medikamente meist zu einer Erhöhung des Blutdrucks und des Blutzuckers. Eine lang anhaltende Einnahme schädigt Nieren, Nerven und Leber.

Selen wirkt antioxidativ

Selen ist ein natürlicher Mineralstoff, der für den Menschen essenziell ist. Selen wirkt entzündungshemmend, da es Bestandteil von Glutathion, einem der stärksten körpereigenen Antioxidantien, ist.

Patienten, die unter Colitis ulcerosa oder Morbus Crohn leiden, weisen meist eine verminderte Glutathion-Aktivität und niedrige Selenwerte auf. Die Einnahme des Mineralstoffs sorgt für Abhilfe.

Der Mineralstoff reduziert Entzündungsreaktionen

Im Darm kann Selen über einen zusätzlichen Weg entzündungshemmend wirken. Selen aktiviert einen bestimmten Rezeptor (PRARγ). Durch dessen Aktivierung nehmen Entzündungsreaktionen ab. Insbesondere sind T-Zellen nicht mehr so aktiv. Außerdem nimmt die Bildung entzündungsfördernder Botenstoffe ab. Selen kann man somit als natürliches Immunsuppressivum bezeichnen, nur dass der

Mineralstoff keine negativen Nebenwirkungen hat.[85] Natürlich wirkt Selen allein keine Wunder. Die Einnahme anderer Nährstoffe ist ebenso wichtig wie eine Ernährung reich an Gemüse und Proteinen.

Selenmangel ist weitverbreitet

Die europäischen Böden sind relativ arm an Selen, daher steckt in unserem Gemüse nicht genug von dem Mineralstoff. Dem Tierfutter wird teilweise Selen zugesetzt. Tierische Lebensmittel sind daher eine verlässlichere Selenquelle. Außerdem sind Paranüsse und einige Pilzsorten reich an Selen.

PRAXISTIPP

Lassen Sie Ihren Selenspiegel untersuchen

Egal ob Sie an einer Darmerkrankung leiden oder nicht, Sie sollten Ihren Selenspiegel messen lassen.

Ein gesunder Wert liegt zwischen 150 und 200 µg/l.

Bei einem Mangel sollten Sie 100 bis 200 µg Selen pro Tag einnehmen.

Lassen Sie Ihren Spiegel nach drei Monaten erneut untersuchen. Zu hohe Selenwerte sind genauso ungesund wie zu niedrige. Passen Sie Ihre Dosis entsprechend Ihrem Ergebnis an. Haben Sie weiterhin einen Mangel, erhöhen Sie die Dosis. Liegen Ihre Werte über 200 µg/l, reduzieren Sie die Einnahme.

TIPP 67

Eine gute Magnesiumversorgung ist essenziell

Magnesium ist eines der wichtigsten Mineralstoffe für den menschlichen Organismus und somit auch für die Darmgesundheit. Dramatischerweise leiden heute sehr viele Menschen an einem Magnesiummangel. Das hat mehrere Gründe: Bei Stress steigt der Magnesiumbedarf erheblich. Viele Menschen stehen allerdings unter ständiger Anspannung. Der Körper benötigt auch mehr Magnesium, wenn viel Zucker, Weißmehl und weißer Reis konsumiert werden. Leider gilt diese Ernährungsweise heute als normal. Außerdem hat der Magnesiumgehalt in Gemüse und Fleisch in den letzten Jahrzehnten erheblich abgenommen.

Essenziell für die Energieherstellung

Magnesium ist eines der wichtigen Mineralstoffe, die an der Energieherstellung beteiligt sind. Jede Zelle benötigt Energie, so auch die Zellen der Darmschleimhaut und die Zellen des darmeigenen Immunsystems. Stehen ihnen ausreichend Magnesium und ausreichend Energie zur Verfügung, können sie ihre Aufgaben erfüllen wie die Bildung von Verdauungsenzymen oder dem Mukus. Sie haben ausreichend Energie für den Transport von Nährstoffen, die Bildung von Serotonin und vielem mehr.

Verdauungsenzyme brauchen Magnesium

Viele Enzyme funktionieren erst, wenn sie mit einem sogenannten Cofaktor eine Verbindung eingehen. Über 300 verschiedene Enzyme benötigen Magnesium als Cofaktor, darunter auch einige, die an der Verdauung beteiligt sind.

Entspannte Muskulatur gegen Verstopfung

Verstopfung zeigt sich auf unterschiedliche Weise. Typisch ist ein Stuhlgang, der nur an jedem zweiten Tag stattfindet oder sogar noch seltener. Auch eine Darmentleerung, die starkes Pressen erfordert, ist ein Anzeichen für Verstopfung, genauso wie das anhaltende Gefühl der unvollständigen Entleerung. Oft hat Verstopfung mehrere Gründe wie den Verzehr von zu wenig Gemüse und zu vielen leeren Kohlenhydraten. Aber auch ein Magnesiummangel kann zu Verstopfung führen oder sie verstärken.

Der Darm ist von einem muskulären Gewebe umgeben. Es sorgt für die Darmbewegungen, die Peristaltik. Dazu kontrahiert und entspannt sich die Muskulatur rhythmisch. Für die Entspannung ist Magnesium nötig. Fehlt es, kommt es zu Dauerkontraktionen, die Darmbewegungen nehmen ab. Das kann zu Verstopfungen führen.

Gesunde Magensäureproduktion

Der Mineralstoff wird auch für die Herstellung von Magensäure benötigt. Die Säure ist sehr wichtig. Nur wenn ihre Konzentration stimmt, können Proteine zerlegt und viele weitere Nährstoffe freigesetzt werden.

Interessanterweise leiden einige Menschen an Reflux, nicht weil sich zu viel Magensäure bildet, sondern zu wenig. Hier kann Magnesium helfen.

Außerdem trägt der Mineralstoff zur Entspannung des Ringmuskels bei, welcher sich zwischen Magen und Darm befindet. Das ist ebenfalls wichtig für Reflux-Geplagte. Nur wenn dieser Muskel entspannt ist, kann der Nahrungsbrei ungehindert aus dem Magen in den Darm übergehen. Ist dieser Muskel dauerkontrahiert, sammelt sich Nahrungsbrei im Magen an und wandert wieder nach oben in die Speiseröhre.

Risiko: chronische Darmentzündungen

Aufgrund von psychischem Stress, Umweltgiften und geringen Magnesiumkonzentrationen in der Nahrung ist das Risiko weitverbreitet, an einem Magnesiummangel zu leiden. Besonders betroffen sind jedoch Patienten mit chronischen Darmentzündungen und Leaky Gut. Die Erkrankungen mindern die Magnesiumaufnahme im Darm.

PRAXISTIPP

Magnesiumspiegel messen lassen – Magnesium richtig einnehmen

Die Untersuchung des Magnesiumspiegels ist sehr empfehlenswert und auch gar nicht teuer.

Wird der Mineralstoff im Serum gemessen, liegt ein gesunder Wert zwischen 0,9 und 1,1 mmol/l bzw. 2,2 und 2,7 mg/dl. Erfolgt die Untersuchung im Vollblut, sollte der Spiegel zwischen 1,3 und 1,8 mmol/l bzw. 3,1 und 4,4 mg/dl liegen.

Bei einem Mangel sollte man Magnesium als Nahrungsergänzungsmittel einnehmen. Die meisten Menschen benötigen zwischen 300 und 900 Milligramm am Tag, um den Mangel zu beheben.

Magnesium sollte über den Tag verteilt eingenommen werden.

- Magnesium wird in vielen verschiedenen Formen angeboten. Magnesiumcitrat wird besonders gut auf natürlichem Weg aufgenommen. Es hilft auch gut gegen Verstopfung. Bei einem starken Mangel bieten sich Produkte an, die Magnesiumbisglycinat enthalten. Durch die Verbindung aus dem Mineralstoff und Bisglycinat wird Magnesium nicht über seine speziellen Transporter aufgenommen, sondern kann ohne deren Hilfe die Membran der Darmschleimhaut überwinden. Oft bietet sich auch die Einnahme von Kapseln an, die verschiedene Magnesiumformen enthalten.
- Durchfall tritt auf, wenn die Dosis zu hoch ist. Der Darm entspannt zu stark. Das ist nicht weiter schlimm. Man sollte lediglich die Dosis reduzieren.
- Einige Personen vertragen die kombinierte Einnahme von Calcium und Magnesium im Verhältnis 2:1 besonders gut.

TIPP **68**

Probiotika als Heilungshilfe

Als Probiotika werden Präparate bezeichnet, die lebende Mikroorganismen enthalten. Sie helfen ein angeschlagenes Mikrobiom wieder in Balance zu bringen. Allerdings müssen die eingenommenen Mikroorganismen zur Art der Dysbiose passen und das ist oft gar nicht so leicht herauszufinden.

Auf die Qualität kommt es an

Auf dem Markt ist eine Vielzahl verschiedener Produkte erhältlich. Einige enthalten nur eine einzige Bakterienart, andere eine Vielzahl verschiedener Gattungen. Einige müssen kühl gelagert werden, andere nicht. Einige haben eine säurefeste Hülle, damit die Bakterien unbeschädigt bis in den Dickdarm gelangen, andere Präparate wirken auch ohne eine solche Hülle.

Am besten untersucht ist die Wirkung von Produkten, die verschiedene Stämme der Bifido- sowie Lactobakterien enthalten. Aber auch Mikroorganismen der Gattungen *Saccharomyces, Streptococcus, Enterococcus, Escherichia* und *Bacillus* werden häufig zur Herstellung von Probiotika genutzt. In einer Kapsel sollten mehrere Milliarden lebende Mikroorganismen enthalten sein. Generell ist es sinnvoll, laborgeprüfte Präparate zu wählen.

Vorsicht bei Histaminintoleranz, chronischen Darmentzündungen und SIBO

Personen, die an chronischen Darmentzündungen oder Histaminintoleranz leiden, wird häufig zur Einnahme von Probiotika geraten. Bei einigen nehmen die Symptome ab, bei anderen verschlimmern sie sich jedoch sogar! Das betrifft besonders häufig Patienten mit Histaminintoleranz. Ihr Darm ist zu sehr entzündet. Er muss zunächst etwas heilen, bevor er zusätzliche Darmbakterien verträgt.

Auch Patienten mit einer bakteriellen Fehlbesiedelung des Dünndarms (SIBO) sollten vorsichtig sein. Ihnen können Probiotika zwar helfen, allerdings sollten sie zunächst mit einer nur sehr geringen Dosis beginnen und diese langsam erhöhen.

Saccharomyces boulardii zur Behandlung von Clostridien und Reisedurchfall

Die Hefe *Clostridium difficile* – so genannt bis August 2016, neuer Name: *Clostridioides difficile* – kann zu chronischem Durchfall und Darmentzündungen führen. *Saccharomyces boulardii* ist ebenfalls eine Hefe, sie ist im Gegensatz zu *Clostridium difficile* jedoch nicht gesundheitsschädlich. Sie kann gesundheitsschädliche Bakterien zurückdrängen und so zur Heilung einer Infektion mit *Clostridium difficile* beitragen.[86]

Saccharomyces boulardii sollte während und nach Antibiotikabehandlungen eingenommen werden, um einer *Clostridien*-Infektion vorzubeugen. *Saccharomyces boulardii* hilft sogar bei Reisedurchfall.

Bifidobakterien zur Stärkung des Immunsystems

Bei einem schwachen Immunsystem bietet sich die Einnahme von Bifidobakterien an. Säuglinge benötigen besonders die Bakterienart *Bifidobacterium infantis* zur Entwicklung ihres Immunsystems. Musste die Mutter während der Schwangerschaft Antibiotika einnehmen oder erhielt der Säugling selbst kurz nach der Geburt Antibiotika wirkt *Bifidobacterium infantis* unterstützend. Allerdings sollten nur spezielle Produkte für Babys verwendet werden.

Das richtige Produkt finden

Einige Präparate helfen vor allem bei Reizdarmsyndrom oder einem geschwächten Immunsystem. Manchmal ist das auf den Packungen vermerkt. Andere Präparate helfen eher bei Depressionen oder Verstopfung und wieder andere sind zur Einnahme während und nach einer Antibiotikabehandlung gedacht. Aber nicht jedes Produkt trägt solche Empfehlungen, daher bedeutet es oft ausprobieren!

Die Wirkung von Probiotika erkennen

Bis ein Probiotika wirkt, kann es mehrere Wochen dauern. Dann sollte sich jedoch die Konsistenz des Stuhls oder die Häufigkeit des Stuhlgangs verändern. Auch vermehrte Blähungen können ein Hinweis sein, dass sich im Darm die Zusammensetzung der Darmbakterien zum Guten verändert. Auf jeden Fall sollten nach einigen Wochen positive Veränderungen spürbar sein. Bemerkt man hingegen nichts, wirkt das Präparat nicht. Dann sollte man ein anderes ausprobieren.

Die Ernährung ist entscheidend

Die Einnahme von Probiotika kann einen Darm nicht heilen, wenn man sich weiterhin schlecht ernährt. Wenn man Zucker und Weißmehl, polierten Reis und Kartoffeln isst sowie Alkohol trinkt und raucht. Stellt man seine Ernährung jedoch auf gesund um, können Probiotika bei der Bildung eines gesunden Mikrobioms helfen. Langfristig sollten sie jedoch nicht eingenommen werden, denn dann vermehren sich die wenigen Bakterienstämme zu sehr, die mit dem Präparat eingenommen werden. Das reduziert die Diversität der Mikroorganismen. Damit sich ein gesundes Mikrobiom bildet und dauerhaft bleibt, kommt es vor allem auf die Ernährung an, auf Gemüse in großen Mengen in all seinen verschiedenen Farben und Formen.

Viele gesundheitsfördernde Bakterien, wie beispielsweise *Akkermansia muciniphila,* leben strikt anaerob. Wenn sie mit Sauerstoff in Kontakt kommen, sterben sie. Da es nicht möglich ist, solche Bakterien unter Sauerstoffausschluss in eine Kapsel zu packen, kann man sie auch nicht als Probiotika einnehmen. Auch hier kommt es auf die richtige Ernährung an, damit sich gesundheitsfördernde Bakterien wie *Akkermansia muciniphila* vermehren.

TIPP 69

Wertvolle Mikroorganismen aus fermentierten Lebensmitteln

Sauerkraut, Joghurt, Käse, Apfelessig sowie Salzgurken sind typische fermentierte Lebensmittel, die in unserem Kulturkreis verzehrt werden. In Korea werden verschiedene Gemüsearten zu Kimchi verarbeitet. Es zählt ebenfalls zu den fermentieren Lebensmitteln, genauso wie Miso, einer Gewürzpaste aus Japan. Ebenfalls aus dem asiatischen Raum stammt Tempeh. Es wird durch die Fermentierung von Sojabohnen hergestellt. Typische fermentierte Getränke sind Kefir und Kombucha.

Zur Herstellung dieser Lebensmittel werden die Ausgangsprodukte wie Gemüse, Milch oder Sojabohnen mit Mikroorganismen versetzt, vor allem mit Milchsäurebakterien. In einigen Lebensmitteln sind die Organismen bereits enthalten, hier muss nur für optimale Verhältnisse gesorgt werden, damit sich die Bakterien vermehren können, wie beispielsweise bei der Herstellung von Sauerkraut.

Organismen aus fermentierten Lebensmitteln sind gut für den Darm

Die lebenden Organismen, die man mit dem Verzehr von Sauerkraut oder Tempeh aufnimmt, gelangen bis in den Dickdarm. Daher kann man durch den häufigen Verzehr fermentierter Lebensmittel die Zusammensetzung des Mikrobioms verändern.

Fermentierte Lebensmittel wirken gesundheitsfördernd. Im Darm nehmen vor allem Entzündungsreaktionen ab. Außerdem drängen die lebenden Organismen aus den Nahrungsmitteln schlechte Bakterienarten im Darm zurück. Zudem nimmt die Biodiversität des Mikrobioms zu und die Barrierefunktion der Darmschleimhaut verbessert sich.

Fermentierte Lebensmittel sind nicht für alle geeignet

Personen, die an einer Histaminintoleranz leiden, vertragen keine fermentierten Lebensmittel, da sie sehr viel Histamin enthalten. Auch Patienten mit SIBO sowie Personen, bei denen sich zu viele Hefepilze der Gattung *Candia* im Darm befinden, reagieren auf den Verzehr fermentierter Lebensmittel mit Blähungen, unangenehmen Gefühlen in der Darmgegend sowie Verdauungsproblemen.

Das Problem liegt nicht an den fermentierten Lebensmitteln, sondern am Darm. Ein gesunder Darm verträgt diese Lebensmittel hervorragend. Egal ob SIBO, *Candida* oder Histaminintoleranz, diese Erkrankungen sind heilbar. Sind sie abgeklungen, verträgt man auch fermentierte Lebensmittel wieder.

Fermentierte Lebensmittel ohne Zusätze und ohne Zucker

Wie so oft kommt es auch bei fermentierten Lebensmitteln auf die Qualität an. Besonders sollte man darauf achten, dass in den Produkten keine Zusatzstoffe enthalten sind.

Kombucha sollte nur konsumiert werden, wenn er keinen Zucker enthält. Ehrlich gesagt schmeckt er dann ziemlich gruselig. Aber der ein oder andere trinkt ihn vielleicht trotzdem gern. Konsumiert man zuckerhaltigen Kombucha, kann das dem Darm sogar mehr schaden als helfen. Auch Sauerkraut, Joghurt, Kimchi, Miso und Tempeh sollten in reiner Form und möglichst in Bioqualität verzehrt werden.

TIPP **70**

Fasten fördert die Bildung guter Darmbakterien

Die Evolution des Menschen war von Hungerphasen geprägt. Jäger und Sammler betrieben kaum Vorratshaltung. Sie aßen sich satt, wenn Nahrung vorhanden war. Sie ernährten sich von Wildpflanzen und Wurzeln, von essbaren Pilzen und Kleingetier, sogar Schnecken verspeisten sie. Hin und wieder erlegten sie auch ein größeres Tier. Wurden die Nahrungsquellen an einem Ort knapp, zogen sie weiter. Allerdings erlitten sie keine großen Hungersnöte, wie es sesshaften Bauern später widerfuhr. Die Jäger und Sammler hatten Nahrung, jedoch nicht immerzu. Ganz sicherlich aßen sie nicht dreimal täglich und nahmen dazwischen Snacks zu sich. Stattdessen wechselten sich Nahrungsaufnahme und Mini-Fastenzeiten stetig ab. Nach heutigem Stand der Wissenschaft braucht der Organismus diesen Wechsel, um gesund zu bleiben oder zu heilen. Mini-Fastenzeiten werden auch Intervallfasten oder intermittierendes Fasten genannt.

Mini-Fastenzeiten reduzieren chronische Entzündungen – auch im Darm

Essenspausen in Form von intermittierendem Fasten tragen zur Heilung des Darms bei. Während der Zeiten ohne Nahrungsaufnahme bildet sich vermehrt Glutathion, eines der stärksten Antioxidantien des Organismus. Es wirkt Entzündungen entgegen – auch im Darm. Außerdem nimmt während der Fastenzeiten die Synthese des Wachstumshormons zu. Es fördert die Bildung neuer Zellen im gesamten Organismus, so auch im Darm.

Formen des Mini-Fastens

Typischerweise reduziert man die Nahrungsaufnahme auf acht oder weniger Stunden pro Tag. Dies gelingt, indem man beispielsweise gegen 19:00 Uhr zu Abend isst und die nächste Mahlzeit am folgenden Tag gegen 11:00 Uhr stattfindet. Man kann die Fastenzeit auch weiter herauszögern und erst gegen 13:00 oder 14:00 Uhr wieder etwas essen. Einigen liegt es eher, das Abendessen wegzulassen als das Frühstück. Dann erfolgt die Nahrungsaufnahme beispielsweise zwischen 7:00 und 15:00 Uhr. Am Nachmittag und Abend wird nichts mehr gegessen. Mini-Fasten ist leicht, wenn man sich Low Carb ernährt und mit allen wichtigen Nährstoffen gut versorgt ist. Denn beides reduziert das Hungergefühl enorm.

Intervallfasten verändert das Mikrobiom positiv

Während der Zeiten ohne Nahrungsaufnahme bilden sich in der Leber Ketonkörper. Diese können nicht nur von Körperzellen, sondern auch von Darmbakterien als Energiequelle genutzt werden. Allerdings nicht von allen. Besonders gerne nutzen Butyrat produzierende Bakterien Ketone als Energie. Sie können Butyrat sogar aus Ketonen herstellen, wenn alle Ballaststoffe bereits von ihnen zersetzt wurden. Viele gesundheitsschädliche Darmbakterien können hingegen Ketonkörper nicht als Energiequelle nutzen und sterben während der Mini-Fastenzeit ab.[87]

TIPP 71

Der Darm braucht Sport

Sport ist gesund, das weiß man schon lange. Dass Sport sogar die Zusammensetzung der Darmbakterien und die Darmbewegungen positiv beeinflusst und die Barrierefunktion steigert, ist allerdings erst seit einigen Jahren bekannt.

Positiver Hitzestress und Minderdurchblutung

Durch körperliche Anstrengung, vor allem durch Ausdauersport, kommt es zu sogenanntem Hitzestress im Darm. Es herrschen leicht höhere Temperaturen als im Ruhezustand. Außerdem wird der Darm weniger gut durchblutet. Sauerstoff und Nährstoffe werden vor allem in der Muskulatur gebraucht. Hitzestress und Minderdurchblutung hören sich für den Darm schädlich an. Genau das Gegenteil ist der Fall. Wissenschaftler gehen davon aus, dass sich beides positiv auf die Zusammensetzung der Darmbakterien auswirkt und vor allem pathogene Bakterien durch Hitze und Minderdurchblutung absterben. Viele schädliche Bakterien wie beispielsweise *Helicobacter pylori* brauchen geringe Mengen Sauerstoff. Die meisten gesundheitsfördernden Bakterien sind hingegen anaerob, das heißt sie benötigen keinen Sauerstoff. Daher ergibt die Beobachtung der Wissenschaftler Sinn. Nimmt die Sauerstoffversorgung aufgrund einer Minderdurchblutung der Darmwand ab, leiden vor allem gesundheitsschädliche Bakterien.

Erst durchlässig, dann superdicht

Hinsichtlich der Barrierefunktion des Darms verhält es sich ebenfalls interessant. Während des Sports nimmt zunächst die Permeabilität zu. Das heißt es dringen vermehrt Stoffe aus dem Darm direkt in den Körper ein. In den Ruhephasen ist der Darm von Sportlern hingegen viel dichter als der von Personen, die nicht körperlich aktiv sind.

Einer der Gründe sind wahrscheinlich sogenannte Hitzeschockproteine. Ihre Aufgabe besteht darin, anderen Proteinen zu helfen, ihre Form unter extremen Bedingungen beizubehalten. Hitzeschockproteine machen aber noch mehr. Unter anderem schützen sie die Tight Junctions. Wissenschaftler gehen davon aus, dass der durch Sport induzierte Hitzestress die Bildung von Hitzeschockproteinen fördert. Sind mehr von ihnen vorhanden, wirkt sich das positiv auf die Tight Junctions aus. Hitzeschockproteine machen den Darm dicht.

Äußere Bewegung bewegt das Innere

Die Peristaltik, die Darmbewegungen, ist für eine gute Verdauung essenziell. Sport regt das autonome Nervensystem an, welches daraufhin dem Darm das Signal zu mehr Bewegung gibt. Durch Sport nimmt insbesondere die Verweildauer des Nahrungsbreis im Dickdarm ab. Da im Nahrungsbrei auch viele schädliche Stoffe enthalten sind, ist der schnelle Transit für die Gesundheit förderlich.

Sport stärkt das darmeigene Immunsystem

Ausdauer- wie auch Krafttraining wirken als Genschalter des Immunsystems. Im darmeigenen Immunsystem nimmt die Bildung entzündungsfördernder Botenstoffe nach sportlicher Anstrengung ab. Gleichzeitig werden vermehrt entzündungshemmende Cytokine gebildet. Außerdem werden spezielle Gene aktiv, was zur Herstellung antioxidativ wirkender Enzyme führt. Dadurch nehmen Entzündungsreaktionen im Darm weiter ab. Sport stärkt zudem den Mukus.[88]

TIPP **72**

Zeit zu schlafen – Zeit zu verdauen

Der Darm ist auch nachts aktiv, zwar nicht so sehr wie tagsüber, aber dennoch. Die Verdauung geht weiter, allerdings langsamer. Interessanterweise sind die Darmbewegungen nachts regelmäßiger als am Tag.

Um gut schlafen zu können, sollte man daher nicht mit vollem Magen ins Bett gehen. Der Darm braucht Zeit, das Abendessen zumindest anfänglich zu verdauen. Zwischen dem Abendessen und dem Zubettgehen sollten mindestens zwei bis drei Stunden liegen. Die Art der Verdauung verändert sich nachts jedoch nicht. Was tagsüber gut verdaut wird, wird es auch nachts, nur eben etwas langsamer.

Ein gesunder Darm braucht Schlaf

Ausreichender Schlaf fördert die Diversität des Mikrobioms, erhöht die Barrierefunktion des Darms, reduziert Entzündungsreaktionen und vieles mehr. Nur wer ausreichend schläft, hat somit einen gesunden Darm. Laut einer Studie aus den Niederlanden schieben jedoch drei von vier Erwachsenen das Zubettgehen regelmäßig hinaus. Die Wissenschaftler nennen das Phänomen Bedtime procrastination. Es handelt sich um die aktive Verzögerung des Einschlafens ohne triftigen Grund. Betroffene wissen, sie sollten besser schlafen, stattdessen sehen sie aber weiter fern, lesen, scrollen durch soziale Medien oder beantworten E-Mails, die auch noch bis zum nächsten Tag warten könnten. Andere räumen auf, oder treiben bis Mitternacht Sport. Langfristig schadet dieses Verhalten dem Darm und der Gesundheit insgesamt.

Regelmäßigkeit

Routinen prägen das menschliche Verhalten. Um früher ins Bett zu gehen, muss man sich daher neue Routinen antrainieren. Ich benutze hier bewusst das Wort trainieren, denn es dauert seine Zeit und viele Wiederholungen, bis die neuen Routinen sitzen. Am einfachsten gewöhnen wir uns neue Routinen an, wenn wir jeden Tag zur gleichen Zeit etwas tun. Das gilt auch für das Zubettgehen.

Abendrituale versüßen die letzten Stunden des Tages

Kein Mensch fällt gern vom Schreibtisch direkt ins Bett. Das ist frustrierend, außerdem schläft man danach nicht gut. Viel schöner sind wohltuende Rituale am Abend. Ein kurzer Spaziergang mit der Partnerin oder dem Ehemann, während man sich über den Tag austauscht. Sehr wohltuend ist auch eine 10- bis 20-minütige Meditation. Oder man nimmt sich Zeit und reflektiert einfach über den Tag. Eine körperliche Wohltat ist ein abendliches Stretching-Programm, bei dem man sehr langsam atmet, oder etwas Yoga.

Kein blaues Licht

Blaues Licht macht wach. Fernseh- und Laptop-Monitore, Smartphones und E-Book-Reader haben alle einen hohen Anteil an blauem Licht. Daher sollte man auf deren Gebrauch am Abend verzichten oder zumindest den Nachtmodus des Smartphones oder Tablets einstellen. Er aktiviert einen Filter, der die blauen Pixel des Displays ausschaltet. Die Farbe des Bildschirms verändert sich leicht, sie wird rötlicher und erscheint wärmer.

Sauerstoff und Temperatur im Schlafzimmer

Während des Einschlafens sinkt die Körpertemperatur. Ein kühler Raum unterstützt den Vorgang, die ideale Temperatur eines Schlafzimmers liegt zwischen 16 und 18 Grad Celsius. Außerdem fördert Sauerstoff den Schlaf, daher sollte man vor dem Zubettgehen gut lüften.

TIPP **73**

Stuhltransplantation für ganz schwere Fälle

Bei einer Stuhltransplantation erhält der Patient Stuhl eines Spenders. Das hört sich im ersten Moment etwas gruselig und merkwürdig an. Gruselig ist es heutzutage überhaupt nicht mehr. Der Stuhl des Spenders wird aufbereitet und in Kapseln verpackt. Für den Patienten unterscheidet sich die Einnahme daher nicht vom Schlucken ganz normaler Nahrungsergänzungsmittel. Merkwürdig ist das Vorgehen auch nicht. In China wurde das Verfahren bereits im 4. Jahrhundert beschrieben. Es wurde bei anhaltendem Durchfall angewandt – mit Erfolg!

Eine Stuhltransplantation ist eines der letzten Mittel. Zuvor sollten alle anderen Maßnahmen zur Heilung des Darms umgesetzt werden. Eine Stuhltransplantation bewirkt auch keine Wunder, wenn weiterhin falsch gegessen wird, es an Bewegung mangelt und der Stresspegel erhöht bleibt.

Vorteil gegenüber Probiotika

Besonders gesundheitsfördernd ist eine hohe Biodiversität des Mikrobioms. Durch die Einnahme von Probiotika kann sie nicht erzielt werden, da die Produkte nur wenige verschiedene Bakterienarten enthalten. Der Stuhl eines darmgesunden Spenders enthält hingegen eine riesige Vielzahl an Organismen. Viele davon sind der Wissenschaft noch gar nicht bekannt. Muss auch nicht. Gelangen sie in Kapselform von einem gesunden Darm in einen kranken, entfalten sie dort ihre gesundheitsfördernde Wirkung.

Bislang nur bei Clostridium-Infektionen etabliert

Momentan wird das Verfahren vor allem bei wiederkehrenden *Clostridium difficile*-Infektionen angewandt. Die Erfolgsrate liegt bei ungefähr 90 Prozent. Wie gut Stuhltransplantationen bei Morbus Crohn oder

Colitis ulcerosa wirken, wird derzeit intensiv erforscht. Vielversprechend ist das Verfahren auch bei Reizdarmsyndrom, chronischer Verstopfung oder chronischem Durchfall, bei Multipler Sklerose, Fatigue sowie Übergewicht und Diabetes Typ 2. Wer sich für eine Stuhltransplantation interessiert, muss allerdings nicht noch Jahre warten, bis die Behandlung allgemein anerkannt wird. Auch heute schon bieten einige Praxen und Kliniken das Verfahren an. Allerdings übernimmt nur bei einer wiederkehrenden *Clostridium difficile*-Infektion die Krankenkasse die Kosten.[89]

Verfahren noch in den Kinderschuhen

Obwohl immer mehr Kliniken das Verfahren anbieten, sollte man etwas vorsichtig sein. Es gibt noch keine genauen Vorgaben, wer Stuhl spenden darf. Spender sollten gesund sein und keine Medikamente einnehmen. Fühlt sich eine Person jedoch gesund und zeigen sich keine deutlichen Krankheitssymptome, heißt es aber noch lange nicht, dass dieser Spender auch ein gesundes Mikrobiom hat. Erhält ein Patient jedoch Stuhl, welcher krankheitserregende Darmbakterien enthält, kann die Therapie sogar negative Auswirkungen haben, da sich krankheitserregende Darmbakterien im Darm eines Patienten besonders schnell ausbreiten können.

Einige Kliniken bieten Stuhltransplantationen zwischen Bekannten an. Natürlich wird auch hier ein Gesundheitscheck durchgeführt. Kennt man jedoch den Spender, seine Ernährungs- und Lebensweise und auch seinen allgemeinen Gesundheitszustand gibt das etwas mehr Sicherheit. Spenden von Familienmitgliedern sind ebenfalls möglich. Lebt die Familie allerdings zusammen, haben ihre Mitglieder meist ein zu ähnliches Mikrobiom. Daher sind Spenden von Personen, mit denen man nicht zusammenlebt, vorzuziehen.

Auf keinen Fall sollte man ausprobieren, eine Stuhltransplantation in Eigenregie zu Hause durchzuführen!

TIPP 74

Der Wert des Essens

Ihr Körper besteht aus dem, was Sie essen. Das Hähnchenbrustfilet wird zur Muskulatur, zur Knochensubstanz, zum Immunsystem, zu Neurotransmittern und vielem mehr. Das Olivenöl, die Butter und die Omega-3-Kapseln bilden die Membranen neuer Zellen und umhüllen Nervenfortsätze. Außerdem wird aus ihnen Energie hergestellt, die für die Zigtausenden verschiedenen Abläufe im Organismus benötigt werden. Ein Teil des Brokkoli wird zu Energie, seine sekundären Pflanzenstoffe treiben eine Vielzahl verschiedener Abläufe an und dank der Darmbakterien entstehen aus den Ballaststoffen des Brokkoli kurzkettige Fettsäuren, die wiederum Darmzellen mit Energie versorgen und Immunzellen aktivieren.

Der Körper als Haus

Stellen Sie sich vor, Sie bauen ein Haus. Welche Materialien würden Sie zum Bau Ihres Hauses auswählen? Ordentliche Ziegelsteine, Beton, dicke Holzbalken und gut isolierte Fenster oder Pappe, Plastikfolien und krumme Äste?

Wenn es zum Bau eines Hauses kommt, ist fast allen Menschen klar, dass ein gutes Haus aus guten Baumaterialen besteht. Eine Notbehausung ist hingegen aus dem zusammengezimmert, was man gerade findet.

Merkwürdigerweise ist vielen Menschen nicht klar, dass das gleiche Prinzip auf ihren Körper anzuwenden ist. Ein gesunder, gut funktionierender Körper besteht aus qualitativ hochwertigen Lebensmitteln.

In der westlichen Welt haben viele die Wahl, ob sie ihre Körper als stabile Häuser oder anfällige Notunterkünfte bauen wollen. Aus weißem Mehl, Alkohol, Zucker, Fertiggerichten, Süßigkeiten und Knabbereien werden Notunterkünfte. Sie sind anfällig für Autoimmunerkrankungen und Herzschwäche, Krebs, Infektionskrankheiten und vieles mehr. Ein stabiles Haus hält all dem stand. Für seinen Bau braucht man viel Gemüse, am besten in Bioqualität, qualitativ hochwertige Eier, Geflügel, Fleisch und Fisch, Hülsenfrüchte, Pilze, Nüsse, Kerne und Samen, Butter, Olivenöl und Kräuter.

PRAXISTIPP !

Eine Frage des Geldes

Qualitativ hochwertige Lebensmittel sind teuer, keine Frage. Das belegte Brötchen beim Bäcker und der Coffee to go aber ebenso.

Ein Selbstversuch zeigt, was Sie sich leisten können:

Notieren Sie zunächst etwa zwei Wochen lang Ihre bisherigen Ausgaben für Lebensmittel. Schreiben Sie alles auf. Von den Kosten für den Döner, den Cappuccino im Café, Ausgaben für Lebensmitteleinkäufe, Kneipen- oder Restaurantbesuche sowie die Kosten für Getränke – auch die zwischendurch.

Dann streichen Sie alle Süßigkeiten, Fertiggerichte, alkoholischen Getränke, Fertigsoßen, importiertes Obst und ernähren sich zwei Wochen lang von selbst zubereiteten Gerichten, die hauptsächlich aus Biogemüse und hochwertigem Fleisch oder Geflügel bestehen. Falls Sie zu einer Mahlzeit nicht zu Hause sind, nehmen Sie sich die Reste vom Vortag mit oder bereiten Sie extra etwas vor. Notieren Sie Ihre Ausgaben.

Vergleichen Sie die Ausgaben der ersten zwei Wochen mit denen der Wochen drei und vier.

Überlegen Sie, wie viel Geld Ihnen eine gesunde Ernährung wert ist und wie viel Sie in Zukunft dafür ausgeben möchten.

TIPP 75

Achtsam essen

Es ist nicht nur wichtig, was man isst, sondern auch wie man es isst. Ob man sich Zeit nimmt und bewusst wahrnimmt, was man verspeist, oder ob man sich nur schnell etwas in den Mund stopft. Letzteres kann zu Völlegefühl oder sogar zu einem Speiseröhrenkrampf führen.

Essen für den Körper

Eigentlich isst man, um den Körper gesund und am Leben zu halten. Für viele trifft das aber nicht zu. Sie essen aus Gewohnheit morgens, mittags, abends. Sie essen, wenn sie gestresst sind oder wenn ihnen langweilig ist. Sie essen aus Lust. Die meisten Menschen sind sich ihrer Beweggründe nicht bewusst. Sie reflektieren ihr Verhalten nicht. Auch sind sich viele ihrer Emotionen nicht bewusst. Sie nehmen Stress, Langeweile oder Lust nicht eindeutig wahr.

Wie Achtsamkeit Erfahrungen verändert

Achtsamkeit bedeutet, dass man sich selbst und seine Umgebung besser wahrnimmt. Das hört sich für viele erst einmal merkwürdig an, schließlich hat jeder das Gefühl, dass er sich seiner selbst bewusst ist. Leider merkt man erst, wenn man achtsamer wird, wie unachtsam man vorher war. Das ist etwa so, als ob man ein Leben lang kurzsichtig war und gar nicht weiß, wie die Welt mit einer normalen Sehschärfe aussieht.

Genauso ist es mit einer erhöhten Achtsamkeit. Erst wenn man achtsamer wird und sich seiner Emotionen, seiner Körperempfindungen und seiner Umgebung bewusster wird, erkennt man, wie unachtsam man vorher war.

Wenn man dann beispielsweise bemerkt, dass man Appetit auf etwas Süßes hat, weil man gestresst ist, kann man andere Wege finden, um den Stress zu reduzieren. Langsames, tiefes Atmen ist oft sehr hilfreich. Nimmt der Stress ab, wird auch die Lust auf etwas Süßes weniger.

Achtsamkeit ermöglicht es einem zudem, bewusstere Entscheidungen zu treffen. Nimmt man beispielsweise wahr, dass man Appetit bekommt, nur weil man an einem Bratwurststand oder einer Eisdiele vorbeigeht, ist einem klar, dass die Gerüche oder die Bilder des Essens Lust erzeugen. Ist man sich seiner Lust bewusst, kann man sie leichter in ihre Schranken weisen und sich nicht von ihr verleiten lassen.

Achtsamkeit trainieren

Achtsamkeit trainiert man, indem man immer wieder innehält und sich fragt, wie man sich gerade fühlt, was man gerade wahrnimmt, was man gerade denkt.

Das gelingt besonders gut während alltäglicher Tätigkeiten. Wenn man sitzt, geht oder steht, kann man sich seiner Körperhaltung bewusst werden und sie bei Bedarf korrigieren. Wenn man läuft oder spazieren geht, kann man mit allen Sinnen seine Umgebung wahrnehmen. Wenn man sich mit jemandem unterhält, kann man sich fragen, wie man sich selbst und wohl der Gesprächspartner gerade fühlt. Wenn man duscht, kann man sich auf die Körperempfindungen, die durch das Wasser hervorgerufen werden, konzentrieren. Achtsamkeit kann man in jeder Situation trainieren.

Achtsamkeit erleichtert das Abnehmen

In einer Studie, die in North Carolina, USA, durchgeführt wurde, nahmen Übergewichtige signifikant mehr ab, wenn sie gleichzeitig an einem Achtsamkeitstraining teilnahmen. In dem Training lernten die Teilnehmer unter anderem:

- Während des Essens immer zu sitzen.
- Während des Essens nicht zu lesen, keine Videos zu gucken, nicht in sozialen Medien zu scrollen oder weiterzuarbeiten.
- Niemals direkt aus Verpackungen oder Töpfen zu essen, sondern die Mahlzeit immer auf einem Teller anzurichten.
- Langsam zu essen.
- Lange zu kauen und sich auf den Geschmack zu konzentrieren.
- Vor dem Verzehr einer Speise oder eines Getränks darüber nachzudenken, ob die Speise oder das Getränk gut für sie ist.

- Darauf zu achten, ob sie überhaupt hungrig sind.
- Sich der Umgebung, in der sie ihre Nahrung aufnehmen, bewusst zu werden.[90]

PRAXISTIPP !

Achtsam essen lernen

Sie steigern Ihre Achtsamkeit hinsichtlich Ihres Essverhaltens, indem Sie sich selbst befragen:

- Was ist meine Motivation, jetzt etwas zu essen?
- Bin ich wirklich hungrig?
- Was genau schmecke ich gerade?
- Wie riecht das Essen?
- Bin ich schon satt?
- Wie schnell oder langsam esse ich gerade?

TIPP 76

Lebensmittel von gesunden Böden

Die oberste Schicht des Bodens ist stark belebt. Sie heißt Humusschicht. Sie befindet sich überall, wo Pflanzen oder Bäume wachsen. In der Humusschicht leben wie im Darm unzählige Mikroorganismen, aber auch größere Tiere wie Insekten und Würmer. Sie alle zerlegen abgestorbenes Pflanzenmaterial in seine Einzelteile, wodurch vor allem Mineralstoffe wieder frei im Boden zur Verfügung stehen.

Wurzeln und Darm sind sich ähnlich

Die Wurzeln von Gemüsepflanzen, Beerensträuchern oder Obstbäumen sowie die des Grases auf Weidewiesen verzweigen sich zu dünnsten Fäden, die sich durch die Humusschicht ziehen. Mit ihnen nehmen sie die Nährstoffe aus dem Boden auf. Wurzeln sind so etwas wie ein umgedrehter Darm. Wurzeln sind von Nährstoffen umgeben. Die Nährstoffe liegen außen, die Wurzeln transportieren sie nach innen in die Pflanze. Im Darm ist es etwas anders. Der Nahrungsbrei mit seinen Nährstoffen befindet sich innen. Die Darmschleimhaut ummantelt sie.

Aus dem Humus ins Gemüse und Obst

Gemüse und Obst, welches auf einer dicken, nährstoffreichen Humusschicht wächst, ist reich an Mineralstoffen. Das Gleiche gilt für das Gras auf Weiden. Nur wenn die Humusschicht dick und voller Nährstoffe ist, gelangen sie in ausreichenden Mengen ins Gras und letztlich in das Rind oder das Schwein.

Je mehr Mikroorganismen im Boden, umso mehr im Darm

Wissenschaftler aus Österreich haben herausgefunden, dass die Diversität der Mikroorganismen im Boden einen direkten Einfluss auf die Vielfalt an Darmbakterien hat. Menschen, die auf dem Land lebten und ihr Gemüse selbst anbauten, hatten größtenteils ein sehr gesundes Mikrobiom.[91]

Ökobauern achten auf die Humusschicht

Generell sind die Böden in der ökologischen Landwirtschaft gesünder und humusreicher als die in der konventionellen. Biobauern düngen meist mit Mist und Kompost, um natürlicherweise die Humusschicht aufzubauen. Sie sind darauf angewiesen, dass ihre Pflanzen möglichst viele Nährstoffe aus dem Boden erhalten. Nur so wachsen sie und sehen appetitlich aus. In der konventionellen Landwirtschaft ist das anders. Dort kommen synthetische Dünger zum Einsatz. Sie lassen Pflanzen schnell und prachtvoll wachsen. Das Obst und Gemüse sieht dann zwar gesund aus, enthält aber viel weniger Nährstoffe als das aus der ökologischen Landwirtschaft.

Besserer Boden, weniger Pestizide

Biobauern achten aus einem weiteren Grund auf eine gute Humusschicht. Erhalten die Pflanzen viele Nährstoffe aus dem Boden, sind sie weniger anfällig gegenüber Schädlingen, Pilzinfektionen oder anderen Pflanzenkrankheiten. Das ist in der ökologischen Landwirtschaft sehr wichtig, denn der Einsatz von Pflanzenschutzmitteln zur Bekämpfung von Pflanzenkrankheiten ist sehr streng geregelt.

Pflanzen wehren sich gegen Schädlinge und Krankheiten mithilfe ihrer sekundären Pflanzenstoffe. Diese Stoffe schützen sie auch vor der schädlichen UV-Strahlung. Biogemüse und -obst sind reicher an sekundären Pflanzenstoffe als Gemüse und Obst aus der konventionellen Landwirtschaft. Sekundäre Pflanzenstoffe wirken antioxidativ und fördern die Darmgesundheit.

Humusschutz ist Klimaschutz

In der Humusschicht befindet sich viel gebundenes CO_2. Es steckt in den Pflanzenresten, die noch nicht vollkommen verrottet sind. Der Aufbau von Humus trägt somit zum Schutz des Klimas bei.

TIPP 77

Veränderung in Schritten

Kohlenhydrate streichen, Sport treiben, Gemüse essen, Blut untersuchen lassen, Nährstofflücken auffüllen und, und, und – das sind sehr viele Veränderungen auf einmal. Einigen gelingt es, alles in nur kurzer Zeit umzusetzen. Vielen aber auch nicht. Es besteht sogar eine Gefahr darin, alles auf einmal zu wollen. Wenn es dann nicht gelingt, geben viele komplett auf. Daher ist es für die meisten sinnvoller, ihre Lebensgewohnheiten schrittweise zu verändern.

Tricks, die Veränderungen erleichtern

Der Verzicht auf Kohlenhydrate ist viel leichter, wenn man sich nicht auf den Verzicht konzentriert, sondern auf das Mehr, besonders auf das Mehr an Gemüse. Isst man mittags und abends eine große Portion Rohkost, Salat oder gegartes Gemüse, sättigt das enorm. Dann ist gar kein Platz mehr für schädliche Kohlenhydrate.

Wenn Sie mit dem Laufen beginnen, hilft es, wenn Sie erst einmal gar nicht laufen, sondern nur auf der Stelle trippeln, nur eine Minute lang im Wohnzimmer. Am nächsten Tag trippeln Sie zwei Minuten und so weiter. Nach einigen Tagen führen Sie das Gleiche draußen weiter. Dann trippeln sie jedoch nicht mehr auf der Stelle, sondern vorwärts. Jeden Tag trippeln Sie eine Minute länger. Nach ungefähr einem Monat trippeln sie bereits 30 Minuten, dann können Sie es laufen nennen. Das nimmt den Schrecken vor dem Laufen.

Neue Essensroutinen brauchen meist drei Monate

Es dauert seine Zeit, bis sich neue Routinen einstellen. Danach ist es leichter, dann ist das Einkaufen von frischem Gemüse und qualitativ hochwertigem Fleisch oder Geflügel zur Gewohnheit geworden. Genauso wie das Kochen oder das Vorbereiten von Mahlzeiten für den Arbeitstag. Bis dahin müssen sich die meisten immer wieder an ihre

Ziele erinnern. Sie erleben Rückfälle und Tage, an denen es ihnen leichtfällt. Das ist ganz normal.

Das Füllen von Nährstofflücken ist essenziell

Fehlen weiterhin Nährstoffe, kann man sich noch so gut ernähren und Sport treiben, man wird die Zipperlein oder die ernsthaften Beschwerden nicht los. Überlegen Sie, welche Blutuntersuchungen und eventuell Stuhluntersuchungen Sie als sinnvoll erachten. Recherchieren Sie nach einem Labor in Ihrer Nähe, das diese Untersuchungen ohne Überweisung durchführt. Oder vielleicht haben Sie eine Hausärztin oder einen Heilpraktiker, der Sie dabei unterstützt.

Am Abend reflektieren

Nehmen Sie sich am Abend ungefähr eine Minute Zeit und reflektieren Sie Ihren Tag. Sie können überlegen, was Ihnen am Tag geglückt ist und was nicht. Wenn Sie das zur Routine werden lassen, passiert etwas Wunderbares. Kommen Sie in die Versuchung etwas zu tun, was nicht Ihren Zielen entspricht, wissen Sie bereits, dass Sie es am Abend bei den Dingen aufzählen werden, die Ihnen nicht geglückt sind. Das spornt an, der Versuchung zu widerstehen.

Quellen

1. Cummings JH, Bingham SA, Heaton KW, Eastwood MA. Fecal weight, colon cancer risk, and dietary intake of nonstarch polysaccharides (dietary fiber). *Gastroenterology*. 1992;103(6):1783-1789.
2. Murphy K, Weaver C. Das mucosale Immunsystem. *Janeway Immunologie*. 2018;641-691.
3. Melamed P, Melamed F. Chronic metabolic acidosis destroys pancreas. *JOP*. 2014;15(6):552-560.
4. Morris ZS, Wooding S, Grant J. The answer is 17 years, what is the question: understanding time lags in translational research. *J R Soc Med*. 2011;104(12):510-520.
5. Schroeder BO. Fight them or feed them: how the intestinal mucus layer manages the gut microbiota. *Gastroenterol Rep (Oxf)*. 2019;7(1):3-12.
6. Murphy K, Weaver C. Das mucosale Immunsystem. *Janeway Immunologie*. 2018;641-691.
7. Obrenovich MEM. Leaky Gut, Leaky Brain? *Microorganisms*. 2018;6(4):107.
8. Miller AH, Haroon E, Raison CL, Felger JC. Cytokine targets in the brain: impact on neurotransmitters and neurocircuits. *Depress Anxiety*. 2013;30(4):297-306.
9. Sun LJ, Li JN, Nie YZ. Gut hormones in microbiota-gut-brain cross-talk. *Chin Med J (Engl)*. 2020;133(7):826-833.
10. Duranti S, Ruiz L, Lugli GA, et al. Bifidobacterium adolescentis as a key member of the human gut microbiota in the production of GABA. *Sci Rep*. 2020;10(1):14112.
11. Li Y, Hao Y, Fan F, Zhang B. The Role of Microbiome in Insomnia, Circadian Disturbance and Depression. *Front Psychiatry*. 2018;9:669.
    Candelli M, Franza L, Pignataro G, et al. Interaction between Lipopolysaccharide and Gut Microbiota in Inflammatory Bowel Diseases. *Int J Mol Sci*. 2021;22(12):6242.
12. Walker WA, Iyengar RS. Breast milk, microbiota, and intestinal immune homeostasis. *Pediatr Res*. 2015;77(1-2):220-228.
    Fattorusso A, Di Genova L, Dell'Isola GB, Mencaroni E, Esposito S. Autism Spectrum Disorders and the Gut Microbiota. *Nutrients*. 2019;11(3):521.

13. Shafai T, Mustafa M, Hild T, Mulari J, Curtis A. The association of early weaning and formula feeding with autism spectrum disorders. *Breastfeed Med.* 2014;9(5):275-276.
14. Coker JK, Moyne O, Rodionov DA, Zengler K. Carbohydrates great and small, from dietary fiber to sialic acids: How glycans influence the gut microbiome and affect human health. *Gut Microbes.* 2021;13(1):1-18.
15. Satokari R. High Intake of Sugar and the Balance between Pro- and Anti-Inflammatory Gut Bacteria. *Nutrients.* 2020;12(5):1348.
16. Beisner J, Gonzalez-Granda A, Basrai M, Damms-Machado A, Bischoff SC. Fructose-Induced Intestinal Microbiota Shift Following Two Types of Short-Term High-Fructose Dietary Phases. *Nutrients.* 2020;12(11):3444.
17. Finlay BB, Amato KR, Azad M, et al. The hygiene hypothesis, the COVID pandemic, and consequences for the human microbiome. *Proc Natl Acad Sci U S A.* 2021;118(6):e2010217118.
18. Laudisi F, Stolfi C, Monteleone G. Impact of Food Additives on Gut Homeostasis. *Nutrients.* 2019;11(10):2334.
19. Bishehsari F, Magno E, Swanson G, et al. Alcohol and Gut-Derived Inflammation. *Alcohol Res.* 2017;38(2):163-171.
20. Bressa C, Bailén-Andrino M, Pérez-Santiago J, et al. Differences in gut microbiota profile between women with active lifestyle and sedentary women. *PLoS One.* 2017;12(2):e0171352.
21. Li L, Ning Z, Zhang X, et al. RapidAIM: a culture- and metaproteomics-based Rapid Assay of Individual Microbiome responses to drugs. *Microbiome.* 2020;8(1):33.
22. Prizment AE, Staley C, Onyeaghala GC, et al. Randomised clinical study: oral aspirin 325 mg daily vs placebo alters gut microbial composition and bacterial taxa associated with colorectal cancer risk. *Aliment Pharmacol Ther.* 2020;52(6):976-987.
23. Sinclair J. Everyday drugs act in surprising ways on the microbiome. *U Ottowa News and Events.* 13.03.2020. Unter: https://med.uottawa.ca/en/news/everyday-drugs-act-surprising-ways-microbiome. Letzter Zugriff: 21.06.2022.
24. Madison A, Kiecolt-Glaser JK. Stress, depression, diet, and the gut microbiota: human-bacteria interactions at the core of psychoneuroimmunology and nutrition. *Curr Opin Behav Sci.* 2019;28:105-110.

Geng S, Yang L, Cheng F, et al. Gut Microbiota Are Associated With

Psychological Stress-Induced Defections in Intestinal and Blood-Brain Barriers. *Front Microbiol.* 2020;10:3067.

25. Rueda-Ruzafa L, Cruz F, Roman P, Cardona D. Gut microbiota and neurological effects of glyphosate. *Neurotoxicology.* 2019;75:1-8.
26. Ramirez J, Guarner F, Bustos Fernandez L, Maruy A, Sdepanian VL, Cohen H. Antibiotics as Major Disruptors of Gut Microbiota. *Front Cell Infect Microbiol.* 2020;10:572912.
27. Sandoiu A. Drug resistance: Does antibiotic use in animals affect human health? *MedicalNewsToday.* 09.11.2018. Unter: https://www.medicalnewstoday.com/articles/323639. Letzter Zugriff: 29.06.2022.
28. IMD Labor Berlin. I-FABP und Zonulin – Serummarker zum Nachweis einer gestörten Darmbarrierefunktion. Unter: https://www.imd-potsdam.de/fileadmin/user_upload/Diag_Info/322_I-FABP_und_Zonulin-Serummarker_zum_Nachweis_einer_gestoerten_Darmbarrierefunktion.pdf. Letzter Zugriff: 29.06.2022.
29. Konijeti GG, Kim N, Lewis JD, et al. Efficacy of the Autoimmune Protocol Diet for Inflammatory Bowel Disease. *Inflamm Bowel Dis.* 2017;23(11):2054-2060.
30. IMD Labor Berlin. Nachweis von Typ IV-Sensibilisierungen gegenüber Nahrungsmitteln. Unter: https://www.imd-berlin.de/fachinformationen/diagnostikinformationen/nahrungsmittelallergien-vom-typ-iv-labordiagnostik. Letzter Zugriff: 29.06.2022.
31. NetDoktor. Laktoseintoleranz. Unter: https://www.netdoktor.de/krankheiten/laktoseintoleranz/. Letzter Zugriff: 01.07.2022.
32. IMD Labor Potsdam. Histaminintoleranz. Unter: https://www.imd-potsdam.de/fachinformationen/diagnostikinformationen/histaminintoleranz. Letzter Zugriff: 01.07.2022.
33. Hyman M, Purohit D. Why You Should Stop Eating Most Dairy. The Doctor's Farmacy with Mark Hyman, M.D. Podcast vom 03.01.2022 Unter: https://drhyman.com/blog/2022/01/03/podcast-ep473/. Letzter Zugriff: 01.07.2022.
34. Michaëlsson K, Wolk A, Langenskiöld S, et al. Milk intake and risk of mortality and fractures in women and men: cohort studies. *BMJ.* 2014;349:g6015.
35. Catanzaro JR, Strauss JD, Bielecka A, et al. IgA-deficient humans exhibit gut microbiota dysbiosis despite secretion of compensatory IgM. *Sci Rep.* 2019;9(1):13574.

36. Naito Y, Takagi T, Yamamoto T, Watanabe S. Association between selective IgA deficiency and COVID-19. *J Clin Biochem Nutr.* 2020;67(2):122-125.
37. Green RG, Green ML. Relaxation increases salivary immunoglobulin A1. *Psychol Rep*. 1987;61(2):623-629.
38. Satyanarayana M. Serotonin helps gut microbes thrive. *ACS – Chemical and Engineering News.* Unter: https://cen.acs.org/biological-chemistry/microbiome/Serotonin-helps-gut-microbes-thrive/97/i35. Letzter Zugriff: 18.07.2022.
    Rinninella E, Cintoni M, Raoul P, et al. Food Components and Dietary Habits: Keys for a Healthy Gut Microbiota Composition. *Nutrients*. 2019;11(10):2393.
39. Rastelli D, Robinson A, Lagomarsino VN, et al. Diminished androgen levels are linked to irritable bowel syndrome and cause bowel dysfunction in mice. *J Clin Invest.* 2022;132(2):e150789.
40. Mills RH, Dulai PS, Vázquez-Baeza Y, et al. Multi-omics analyses of the ulcerative colitis gut microbiome link Bacteroides vulgatus proteases with disease severity. *Nat Microbiol.* 2022;7(2):262-276.
41. Palmer S, Albergante L, Blackburn CC, Newman TJ. Thymic involution and rising disease incidence with age. *Proc Natl Acad Sci U S A.* 2018;115(8):1883-1888.
42. Akbar N, Khan NA, Muhammad JS, Siddiqui R. The role of gut microbiome in cancer genesis and cancer prevention. *Health Sciences Review.* 2022:100010.
43. Pinato DJ, Howlett S, Ottaviani D, et al. Association of Prior Antibiotic Treatment with Survival and Response to Immune Checkpoint Inhibitor Therapy in Patients with Cancer. *JAMA Oncol.* 2019;5(12):1774–1778.
44. Kang DW, Adams JB, Coleman DM, et al. Long-term benefit of Microbiota Transfer Therapy on autism symptoms and gut microbiota. *Sci Rep*. 2019;9(1):5821.
45. Terry N, Margolis KG. Serotonergic Mechanisms Regulating the GI Tract: Experimental Evidence and Therapeutic Relevance. *Handb Exp Pharmacol.* 2017;239:319-342.
46. Leem C, Martirosyan DM. The bioactive compounds of probiotic foods/supplements and their application in managing mental disorders. *Bioactive Compounds in Health and Disease*. 2019;2(10): 206-220.

47. Wang Z, Liu S, Xu X, et al. Gut Microbiota Associated with Effectiveness and Responsiveness to Mindfulness-Based Cognitive Therapy in Improving Trait Anxiety. *Front Cell Infect Microbiol.* 2022;12:719829.
48. Kukkonen K, Kuitunen M, Haahtela T, Korpela R, Poussa T, Savilahti E. High intestinal IgA associates with reduced risk of IgE-associated allergic diseases. *Pediatr Allergy Immunol.* 2010;21(1 Pt 1):67-73.
49. Seo SC, Ahn SH, Ri S, et al. Elevated fecal calprotectin levels are associated with severity of atopic dermatitis in children. *Asian Pac J Allergy Immunol.* 2018;36(2):82-87.
50. Romano S, Savva GM, Bedarf JR, Charles IG, Hildebrand F, Narbad A. Meta-analysis of the Parkinson's disease gut microbiome suggests alterations linked to intestinal inflammation. *NPJ Parkinsons Dis.* 2021;7(1):27.
51. Laske C, Müller S, Preische O, et al. Signature of Alzheimer's Disease in Intestinal Microbiome: Results From the AlzBiom Study. *Front Neurosci.* 2022;16:792996.
52. Berlanga-Acosta J, Guillén-Nieto G, Rodríguez-Rodríguez N, et al. Insulin Resistance at the Crossroad of Alzheimer Disease Pathology: A Review. *Front Endocrinol (Lausanne).* 2020;11:560375.
Hong CT, Chen KY, Wang W, et al. Insulin Resistance Promotes Parkinson's Disease through Aberrant Expression of α-Synuclein, Mitochondrial Dysfunction, and Deregulation of the Polo-Like Kinase 2 Signaling. *Cells.* 2020;9(3):740.
53. Wein H. Gut microbe drives autoimmunity. *NIH research matters.* Unter: https://www.nih.gov/news-events/nih-research-matters/gut-microbe-drives-autoimmunity. Letzter Zugriff: 09.08.2022.
54. Bender E. Could a bacteria-stuffed pill cure autoimmune diseases? *Nature Outlook.* 29.01.2020. Unter: https://www.nature.com/articles/d41586-020-00197-z. Letzter Zugriff: 09.08.2022.
55. Cayres LCF, de Salis LVV, Rodrigues GSP, et al. Detection of Alterations in the Gut Microbiota and Intestinal Permeability in Patients With Hashimoto Thyroiditis. *Front Immunol.* 2021;12:579140.
56. Masenga SK, Hamooya B, Hangoma J, et al. Recent advances in modulation of cardiovascular diseases by the gut microbiota. *J Hum Hypertens.* 2022;10.1038/s41371-022-00698-6.
57. Morrison DJ, Preston T. Formation of short chain fatty acids by the gut microbiota and their impact on human metabolism. *Gut Microbes.* 2016;7(3):189-200.

58. Aoun A, Darwish F, Hamod N. The Influence of the Gut Microbiome on Obesity in Adults and the Role of Probiotics, Prebiotics, and Synbiotics for Weight Loss. *Prev Nutr Food Sci.* 2020;25(2):113-123.
59. König RS, Albrich WC, Kahlert CR, et al. The Gut Microbiome in Myalgic Encephalomyelitis (ME)/Chronic Fatigue Syndrome (CFS). *Front Immunol.* 2022;12:628741.
60. Liu Q, Mak JWY, Su Q, et al. Gut microbiota dynamics in a prospective cohort of patients with post-acute COVID-19 syndrome. *Gut.* 2022;71(3):544-552.
61. Matei DE, Menon M, Alber DG, et al. Intestinal barrier dysfunction plays an integral role in arthritis pathology and can be targeted to ameliorate disease. *Med (N Y).* 2021;2(7):864-883.e9.
62. Drago L. *Prevotella Copri* and Microbiota in Rheumatoid Arthritis: Fully Convincing Evidence?. *J Clin Med.* 2019;8(11):1837.
63. Pearson JA, Wong FS, Wen L. Crosstalk between circadian rhythms and the microbiota. *Immunology.* 2020;161(4):278-290.
64. Paoli A, Tinsley G, Bianco A, Moro T. The Influence of Meal Frequency and Timing on Health in Humans: The Role of Fasting. *Nutrients.* 2019;11(4):719.
65. Felchner C, Küster Y. *Ballaststoffe.* Unter: https://focus-arztsuche.de/magazin/ernaehrung/was-sind-ballaststoffe-und-wo-stecken-sie-drin. Letzter Zugriff: 13.09.2022.
66. IMD Berlin. *Kurzkettige Fettsäuren (SCFAs).* Unter: https://www.imd-berlin.de/spezielle-kompetenzen/a-z/mikrobiom/kurzkettige-fettsaeuren-scfas. Letzter Zugriff: 13.09.2022.
67. Kasprzak-Drozd K, Oniszczuk T, Stasiak M, Oniszczuk A. Beneficial Effects of Phenolic Compounds on Gut Microbiota and Metabolic Syndrome. *Int J Mol Sci.* 2021;22(7):3715.
68. Ruth MR, Field CJ. The immune modifying effects of amino acids on gut-associated lymphoid tissue. *J Anim Sci Biotechnol.* 2013;4(1):27.
69. Rao R, Samak G. Role of Glutamine in Protection of Intestinal Epithelial Tight Junctions. *J Epithel Biol Pharmacol.* 2012;5(1-M7):47-54.
70. Ren W, Wang K, Yin J, et al. Glutamine-Induced Secretion of Intestinal Secretory Immunoglobulin A: A Mechanistic Perspective. *Front Immunol.* 2016;7:503.
71. Shen J, Yang L, You K, et al. Indole-3-Acetic Acid Alters Intestinal Microbiota and Alleviates Ankylosing Spondylitis in Mice. *Front Immunol.* 2022;13:762580.

72. MayoClinic. *Drugs and Supplements: Tryptophan*. Unter: https://www.mayoclinic.org/drugs-supplements/tryptophan-oral-route/proper-use/drg-20064453. Letzter Zugriff: 07.09.2022.
73. Millman JF, Okamoto S, Teruya T, et al. Extra-virgin olive oil and the gut-brain axis: influence on gut microbiota, mucosal immunity, and cardiometabolic and cognitive health. *Nutr Rev*. 2021;79(12):1362-1374.
74. Costantini L, Molinari R, Farinon B, Merendino N. Impact of Omega-3 Fatty Acids on the Gut Microbiota. *Int J Mol Sci*. 2017;18(12):2645.
75. Zhu X, Bi Z, Yang C, et al. Effects of different doses of omega-3 polyunsaturated fatty acids on gut microbiota and immunity. *Food Nutr Res*. 2021;65:10.29219/fnr.v65.6263.
76. Pham VT, Dold S, Rehman A, Bird JK, Steinert RE. Vitamins, the gut microbiome and gastrointestinal health in humans. *Nutr Res*. 2021;95:35-53.
77. Pham VT, Dold S, Rehman A, Bird JK, Steinert RE. Vitamins, the gut microbiome and gastrointestinal health in humans. *Nutr Res*. 2021;95:35-53.
78. Mirbagheri SA, Nezami BG, Assa S, Hajimahmoodi M. Rectal administration of d-alpha tocopherol for active ulcerative colitis: a preliminary report. *World J Gastroenterol*. 2008;14(39):5990-5995.
79. Pham VT, Dold S, Rehman A, Bird JK, Steinert RE. Vitamins, the gut microbiome and gastrointestinal health in humans. *Nutr Res*. 2021;95:35-53.
80. Uebanso T, Shimohata T, Mawatari K, Takahashi A. Functional Roles of B-Vitamins in the Gut and Gut Microbiome. *Mol Nutr Food Res*. 2020;64(18):e2000426.
81. Pham VT, Dold S, Rehman A, Bird JK, Steinert RE. Vitamins, the gut microbiome and gastrointestinal health in humans. *Nutr Res*. 2021;95:35-53.
82. Wessells KR, Brown KH. Estimating the global prevalence of zinc deficiency: results based on zinc availability in national food supplies and the prevalence of stunting. *PLoS One*. 2012;7(11):e50568.
83. Jing MY, Sun JY, Weng XY, Wang JF. Effects of zinc levels on activities of gastrointestinal enzymes in growing rats. *J Anim Physiol Anim Nutr (Berl)*. 2009;93(5):606-612.
84. Wang X, Valenzano MC, Mercado JM, Zurbach EP, Mullin JM. Zinc supplementation modifies tight junctions and alters barrier function of

CACO-2 human intestinal epithelial layers. *Dig Dis Sci*. 2013;58(1):77-87.

85. Nettleford SK, Prabhu KS. Selenium and Selenoproteins in Gut Inflammation-A Review. *Antioxidants (Basel)*. 2018;7(3):36.
86. Pothoulakis C, Kelly CP, Joshi MA, et al. Saccharomyces boulardii inhibits Clostridium difficile toxin A binding and enterotoxicity in rat ileum. *Gastroenterology*. 1993;104(4):1108-1115.
87. Sasaki K, Sasaki D, Hannya A, Tsubota J, Kondo A. In vitro human colonic microbiota utilises D-β-hydroxybutyrate to increase butyrogenesis. *Sci Rep*. 2020;10(1):8516.
88. Mailing LJ, Allen JM, Buford TW, Fields CJ, Woods JA. Exercise and the Gut Microbiome: A Review of the Evidence, Potential Mechanisms, and Implications for Human Health. *Exerc Sport Sci Rev*. 2019;47(2):75-85
89. Gupta S, Allen-Vercoe E, Petrof EO. Fecal microbiota transplantation: in perspective. *Therap Adv Gastroenterol*. 2016;9(2):229-239.
90. Dunn C, Olabode-Dada O, Whetstone L, Thomas C, Aggarwal S, et al. Mindful Eating and Weight Loss, Results from a Randomized. *Trial. J Family Med Community Health*. 2018;5(3):1152.
91. Blum WEH, Zechmeister-Boltenstern S, Keiblinger KM. Does Soil Contribute to the Human Gut Microbiome? *Microorganisms*. 2019;7(9):287.

Stichwortverzeichnis

E

F

G

N

O

P

Q

R